90%
的不舒服
呼吸
就能解決

拯救退化的肺功能！
改善痠痛疲勞、睡眠障礙、情緒壓力，
找回健康根本

不調の9割は「呼吸」と「姿勢」でよくなる！
専門医が教える自律神経が整う「呼吸筋トレ」

奥仲哲弥——著　林于楟——譯

高寶書版集團

目　錄
Contents

第二章 呼吸過度對身體不好

目錄
Contents

目錄
Contents

第四章
實踐！立刻起身嘗試吧 調整自律神經的「呼吸肌運動」

前言

我擁有超過三十年呼吸胸腔專科醫師的資歷，儘管我診療過上千人的呼吸系統，也在某年健檢中得知自己的呼吸機能衰退了。

我至今簽約了九次健身房也解約了九次，是「有幹勁但後繼無力」的代表人物，即使如此也維持著還算可以的健康狀態（腰痛已是我的多年友人就是了），不用說也明白我受到多大的打擊。

從那時起，我開始多加**留意並且加以實踐兩件事情**，那就是將在本書中介紹的**「呼吸」**與**「姿勢」**。

自那之後，當我感到不適，感覺變得容易疲倦時，我就會重新審視自己的呼吸與姿勢是否出現紊亂。

這份努力有了回報，在我已過花甲之年的現在，仍維持著與年輕時相差無幾的體態（身高約一百八十公分，體重六十四公斤。只論體型幾乎和福山雅治一樣，但臉就……）。

順帶一提，我最近竟然還長高了一點。

就算不做特別的運動，只需要**稍微改善「呼吸」與「姿勢」這兩件事情就能消除不適**，上哪去找這種好事啊，你說對吧。

許多人都有很嚴重的誤解！

我至今出版了許多本書，幾乎都是針對「對肺（呼吸系統）功能感到不安的人」所撰寫的。也就是針對中、高齡，長年吸菸者或是有慢性肺病等呼吸機能有點問題的人撰寫。

而這一次出版社委託我，希望針對雖然呼吸機能沒有太大的問題，但因為疫情的口罩生活中，感覺有點不舒服，或是感覺呼吸不順的人寫一本書。

雖然和我平常書寫、談論的領域有些許不同，但我也想著說不定有我幾乎淡忘的，或是有全新的知識，所以在撰寫本書過程中，我搜刮了與呼吸法和姿勢相關的書籍及論文，重新學習一番。

在我發現諸多新知的同時，我也特別強烈感覺**「大多數的人對呼吸及姿勢有很嚴重的誤解」**。

即使明白「氧氣送抵全身的呼吸有多重要」，實際上卻做出效果完全相反的呼吸方式，這類案例著實不少。

現在或許正是重新檢視自己「呼吸」與「姿勢」的機會！

舉例來說，你是否有下列這些狀況呢？

□爬坡或是過馬路時，只是稍微走快點就上氣不接下氣。

□爬樓梯很痛苦，利用手扶梯或電梯的次數比以前還多。

□可以聽見自己的呼吸聲。
□在感覺壓力或不安的場面中，不僅心跳加速還會感到呼吸困難。
□會不自覺用嘴巴呼吸，或者是張開嘴巴睡覺（包含似乎有這狀況在內）。

如何呢？

只要你勾選了其中一項，那就是「呼吸機能衰退」的徵兆。

說起「呼吸機能衰退」，你或許會想像出肺臟或氣管生病，光呼吸就很痛苦的畫面。

但其實肺臟是很能忍耐的器官，稍微變得虛弱也不會對身體造成太大影響。換言之，即使你**現在沒有呼吸困難等症狀，也很可能正一點一滴變得虛弱**。

特別是現代人有各種不同的壓力且生活不規律，自律神經失調，總是「粗淺快速呼吸」。

這粗淺快速的呼吸，以及錯誤的深呼吸，過度嘆氣，用口呼吸等行為，不僅降低原本的呼吸能力甚至帶來負面影響，成為你身體各種不適症狀的源頭。

無須入會費、月費！不用花錢也不占空間！

本書由以下章節組成：

・檢查&測試你現階段的「呼吸力」（第一章）
・說明呼吸的機制（第二章）
・介紹理想的呼吸法「橫膈膜呼吸法」（第三章）
・效果一天比一天顯著的「呼吸肌訓練」（第四章）

我將全新獲得的新知消化吸收後，與我至今提倡的方法融合，替大家解開「社會上一般對於呼吸及姿勢的誤解」，接著教大家簡單、萬能且理想的呼吸法「橫膈膜呼吸法」與調整自律神經的「呼吸肌訓練」的做法。

不用入會費、月費，不需要花錢也不占空間，更不需要特殊道具。

就算沒有太大的覺悟，也能輕鬆立刻開始（已經迫不及待的朋友可以直接翻到第一二六頁去！）

只要持續兩週，就能讓你實際感受以下效果：

- **變得不容易疲憊**
- **培養出持久耐力**
- **消除身心不適**
- **肚子變得緊實**

這些全都是我親身測試得到的結果。

因應本書出版，我認為「我得先自己嘗試一番才行」，在等紅綠燈時、朝會晨報時、每天看診中與在家中，都試著加倍意識「呼吸」與「姿勢」。

結果，出現了驚人成效。

其實我當時除了醫院的日常業務之外，也擔任二〇二〇年東京奧運&帕拉林匹克運動會的會場醫療負責人一職，不僅如此，還要應對新型冠狀肺炎疫情的業務，每天忙得不可開交。

以前當我結束一天工作時，甚至連站起身都感到痛苦，但在此時，我感覺我疲倦的狀況出現變化。

久違的休假日，我頂著三十五度高溫打了一整天高爾夫球仍舊精神充沛。多虧如此，說我更加有自信把這本書出版到大家面前也不為過。

現在正是重新審視自己的呼吸與姿勢的時機。

那麼，大家也從今天起開始過著注意呼吸與姿勢的生活吧。

兩週後，**你的身體肯定也會出現令人欣喜的變化。**

第一章

你有好好吐氣、好好吸氣嗎？
你的「呼吸力」有多好？

「自知的人是最聰明的。」

by

傑弗里・喬叟　詩人

找出潛藏在你呼吸中的問題！Check & Test

只要還在呼吸，肺臟便是二十四小時、三百六十五天全年無休工作著。

如同健康狀態會受到環境及生活習慣影響，**直接接納外界空氣的肺臟，也是特別容易受到環境與生活習慣的影響，機能很可能比實際年齡更加衰退。**

只不過這和體重不同，應該鮮少有人清楚「自己的呼吸（運動）現狀與實力」，也就是「**呼吸力**」吧。

本章將要向大家介紹，明白「呼吸力」的簡單確認與檢測。

TEST 3 最大肺活量檢測（第三一頁）
CHECK 3 確認呼吸時的身體動作（第三三頁）

另外，確認及檢測習慣、姿勢、身體動作時，要請各位讀者自己看鏡子確認，但請旁人幫忙看可以更客觀判斷，我建議大家這樣做。

①肺有多累呢？

肺臟這個器官非常能忍耐，**即使喪失了四成的機能也不會發疼訴苦**。取而代之，它會以活動時呼吸紊亂的方式發出求救訊號。

首先就來確認一下你的肺臟有多疲憊吧。

CHECK 1：確認肺臟的疲憊程度

①你會在以下日常生活的場景中出現喘氣的狀況嗎？請勾選。

□稍微走快一點時
□急忙換衣服時
□洗頭時
□大聲說話時
□生氣或哭泣時

②請將以下符合的狀況打勾。

□不自覺會用嘴巴呼吸
□因為滑手機或使用電腦長期維持前傾的姿勢
□常常嘆氣

結果＆疲憊程度

打勾數量	打勾數量	評價
0	如果其他檢測沒有問題，那暫且沒有問題	合格！
①有一個以上	有點疲憊。勾選的數量越多，情況越嚴重。	不安！
②有一個以上	呼吸力容易衰退的狀態。	不安！
①與②各有一個以上	你的肺臟已經相當疲憊，而且還處於容易衰退的狀態中。	危險！

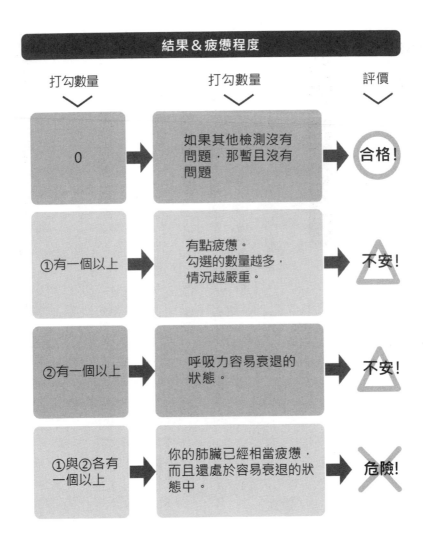

② 超過「實際年齡」也不稀奇?!

在大致掌握肺臟的疲憊程度之後，接下來要看稍微更具體的指標，「肺臟年齡」。

說起肺臟年齡，大多會認為基準為檢測可以吸入多少空氣量的「肺活量」，但其實**「一秒鐘可以吐出多少氣」**[1]**更加重要**。

如果想要正確評估這個數值，需要到醫院用「肺量計（Spirometer）」做檢測，我想大家應該很難有機會實際檢測。

在此，我們可以用在家裡就能做到的簡單方法，概略估算肺臟年齡。

TEST 1：肺臟年齡檢測

1 吸飽氣後再一口氣全部吐出來的空氣量中，最初的第一秒鐘吐出的空氣量，這也被稱為一秒量。

【準備的物品】

面紙、保鮮膜紙筒、量尺

【方法】

①將兩張面紙用力揉成一團，用膠帶黏出直徑兩公分左右的圓球。

②把①放進長三十公分左右的保鮮膜紙筒當中（放在要吹氣的那一端）。

③採取站姿將②平行於地面拿好，朝紙筒用力吹氣。

④量測圓球飛行的距離。

註：女性請以下列（）中的數字為基準距離。

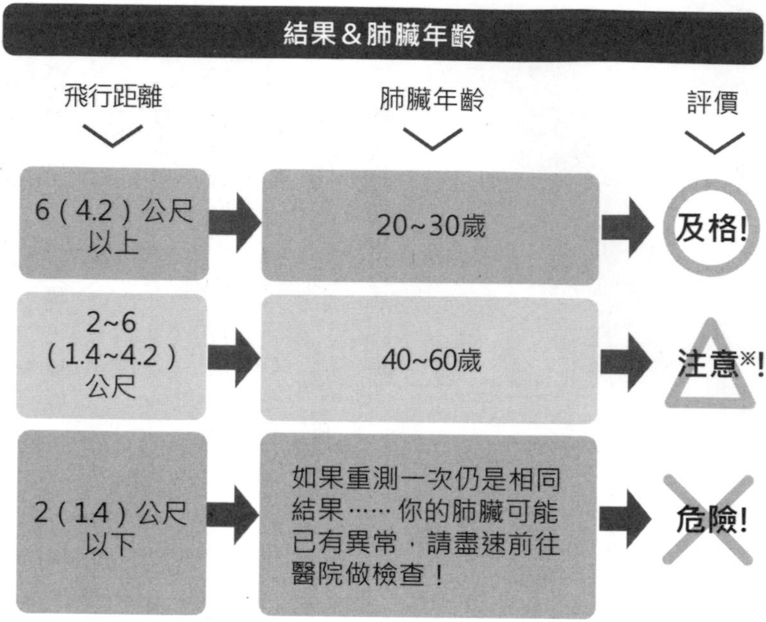

※如果實際年齡與肺臟年齡沒有差異，那就是「與年齡相符」。

③適當的量與質——「呼吸」也不例外

人體有適當的營養攝取標準量，吃太多會導致肥胖危害健康，同理，**呼吸也有適當的量與質**。

現代人因為壓力及生活不規律，許多人在日常就有呼吸過度的狀況。關於這點我會在第四〇頁詳細解說，**慢性呼吸過度，會導致錯誤姿勢、慢性疲勞、睡眠障礙、肩頸痠痛、頭痛、手腳冰冷、消化不良等身體不適以及肥胖**。

只要你符合CHECK 2中的任何一個症狀，就能懷疑有呼吸過度的情況。

CHECK 2：確認「呼吸過度」危險度

【症狀】

□明明沒有激烈運動，卻會感到呼吸困難

□即使在安靜時也會聽見自己的呼吸聲
□一分鐘的呼吸次數超過25次
□常常打哈欠
□不自覺就會用嘴巴呼吸
□聽到別人說自己常常嘆氣

【姿勢、身體動作】

□常常嘴巴微張。
□呼吸時肩膀會跟著起伏
□呼吸時腹部和胸部不會跟著動
□呼吸時，胸部的動作比腹部的動作還大

結果&「呼吸過度」危險度

打勾數量	肺臟年齡	評價
0	如果其他檢測沒問題，那就暫且沒有問題。	及格！
1個以上	可能呼吸過度，也可能是呼吸狀況不安定。	注意！

④很可能白白浪費了珍貴的氧氣……

接下來要透過兩個測試，檢測身體將經由呼吸攝入體內的氧氣運用到什麼程度（氧氣運用能力）。附加說明，這個測試在日常生活中測試時會出現成績低於原有狀況的傾向，所以建議早晨起床後立刻進行測試。

・TEST 2 身體氧氣含量檢測／第二八頁

檢測身體可以將氧氣留存在體內多久（身體氧氣含量[2]）

・TEST 3 最大肺活量檢測／第三二頁

檢測肺臟可以吸入多大的空氣量（最大肺活量）

---

2 作者在這邊是用「可以把氧氣留在身體裡多久」的角度來解說，這是相對於「二氧化碳耐受度」的說法，因為二氧化碳耐受度越低越想要快點呼吸，就沒辦法把氧氣留存在身體裡太久。本書在後面會提到一次二氧化碳耐受度，但作者把重點擺在「身體運用氧氣的能力」上面，所以在這邊採用「身體氧氣含量」的說法。在財團法人中華民國健身運動協會談論二氧化碳耐受度的訓練時把這個檢測方法寫成「身體氧氣含量測試 (Body Oxygen Level Test: BOLT)」。

TEST 2：身體氧氣含量檢測

【準備的物品】

碼表

【方法】

①用鼻子正常呼吸（註：別用力吸氣！）。

②輕輕吐氣。

③用力捏緊鼻子，按下碼表計時。

④量測到自然感覺「想要吸氣」的時間（別忍耐）。會想要吞口水，喉嚨、脖子、肩膀、腹部肌肉開始顫抖，就是身體接收到大腦呼吸命令的訊號。

⑤放開捏緊鼻子的手，恢復用鼻子呼吸。

※在⑤感覺想要用力呼吸時，就是你憋氣憋過頭的證據，請在你呼吸回復平穩後重新測量一次。

結果＆身體氧氣含量水準

結果	平常呼吸的特徵	評價
40秒左右	**【最理想的呼吸】** ·呼吸次數6~10次/分，呼吸量※1最小程度。	媲美運動選手！
30~39秒	**【適當範圍內的呼吸】** ·呼吸次數10~15次/分，呼吸量最小程度。	理想！
20~29秒	**【適當範圍內的呼吸】** ·呼吸次數10~15次/分，呼吸量最小程度。	注意！
10~19秒	**【呼吸過度】** ·呼吸次數15~30次/分，呼吸量多。 ·常常感覺呼吸困難：有鼻塞、睡眠障礙、打呼、倦怠、呼吸急促、上氣不接下氣等症狀。 ·用口呼吸、胸口起伏大、可以聽見呼吸聲等等。	危險！

〔以派屈克·麥基翁（Patrick Mckeown）《改變人生的最棒呼吸法》（2017）為基礎改寫。〕

※1：呼吸次數與呼吸深度合稱「呼吸量」，此外，健康成人安靜狀態下的平均呼吸次數為16~20次／分，一次的換氣量（深度）為400~500mL。

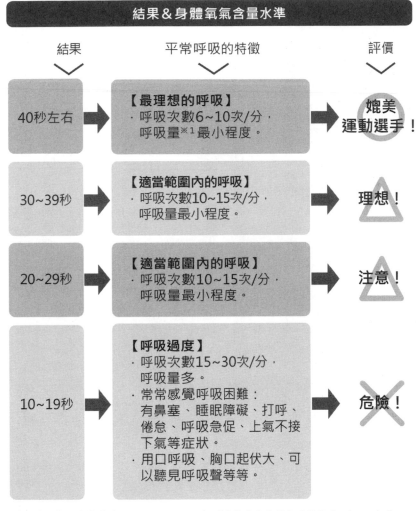

在TEST 2中可以停止呼吸越久的人，表示「**身體氧氣含量的程度高＝氧氣可以藉由自然的呼吸運送到身體各角落**」。

只要日常生活中可以做到這種呼吸，活動身體時當然不易感到呼吸困難，日常的身體狀況也會很好。

只不過，一開始就能閉氣四十秒以上的人絕對不多。

就連頂尖運動員也有人只有二十秒左右，普通生活的女性一開始可以閉氣二十秒已經很不錯了。

十秒以下的人，請從以下訓練開始做起。

只是讓成績增長五秒，應該就能讓你的身體狀況改善許多。

針對閉氣時間不滿十秒的人的訓練

- 隨時隨地注意要用鼻子呼吸（睡覺時可以使用貼住嘴巴的膠帶等物品）。
- 用鼻子吐氣之後，捏住鼻子閉氣走五到十步，接著休息一分鐘。一天重複十組。

TEST 3：最大肺活量檢測

【準備的物品】

碼表。

【方法】

①盡可能吸入最多的空氣後閉氣。
②捏緊鼻子開始計時。
③量測忍耐到極限的閉氣時間。

※這是一個會造成身體極大負擔的測試，身體狀況不好時絕對別做。

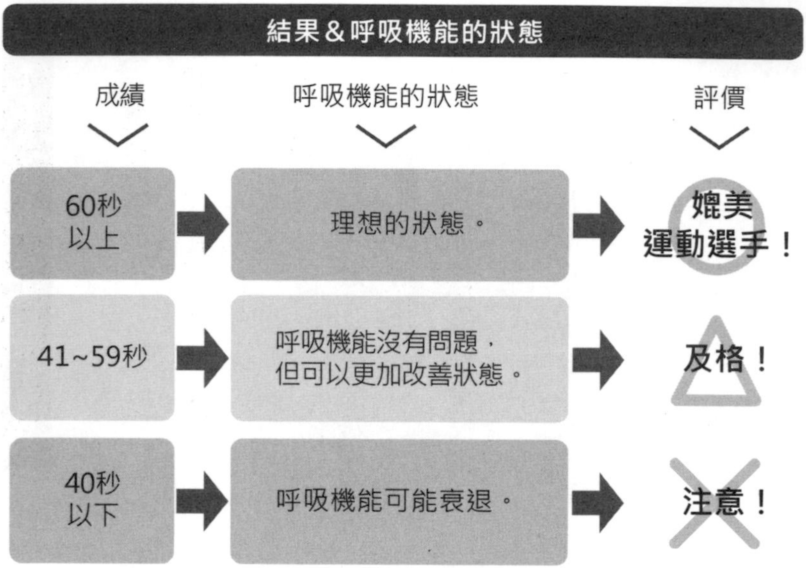

〔以森本貴義、近藤拓人《新式呼吸教科書：【最新】理論與運動》（2018，東京，Wani Books）為基礎改寫）〕

⑤該關注在「胸部」及「腹部」上

最後要來看呼吸時腹部的鼓脹狀況。

躺著呼吸時，如果身體不會橫向鼓脹，請注意看看胸部及腹部有沒有往上（天花板方向）動。

CHECK 3：確認呼吸時的身體動作

【方法】

①仰躺，腳掌貼地屈膝。

②把手貼在腹部兩側，觀察呼吸時腹部和胸部怎麼動。

結果&呼吸狀態

腹部動作	呼吸狀態	評價
往兩側鼓脹	正確呼吸的可能性極高。	〇 及格！媲美運動選手！
只有稍微往兩側鼓脹／完全沒有鼓脹	呼吸紊亂的可能性極高。	△ 注意！
腹部凹陷／胸部往上鼓脹	呼吸紊亂的可能性極高（可能是使用肩頸的緊張性呼吸）。	△ 注意！
只有往上（天花板方向）鼓脹	腹肌無力的可能性極高（腹部內的壓力往前方跑掉）。	× 危險！

〔以森本貴義、近藤拓人《新式呼吸教科書：【最新】理論與運動》（2018，東京，Wani Books）為基礎改寫）〕

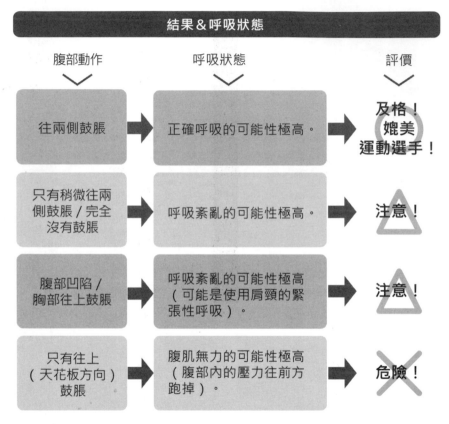

第二章

呼吸過度對身體不好

「知己知彼百戰不殆。」

by

孫子

呼吸到底該關注「次數」、「深度」還是「型態」？

對多數的生物來說，「呼吸」為攝取氧氣排出不需要的二氧化碳的同時，將氧氣運送給身體細胞的行為。

生物欠缺氧氣便無法生存，也無法活動身體。

另外，氧氣也是大腦不可或缺的營養，只要氧氣供給遲緩就會降低大腦的活動。所以說，只要呼吸持續紊亂的狀況，不僅會造成身體表現低落，大腦也會跟著遲鈍，降低控制身體的中樞機能及思考能力。

呼吸以及與呼吸相關器官的動作，受到大腦掌管呼吸的神經系統「呼吸中樞」下達的指令進行調整。

正常生活中，安靜狀態下**無意識的呼吸被稱為「安靜時呼吸」，因為疾病**

等引起呼吸急促時的呼吸被稱為「努力性呼吸」。

一般健康成人安靜時呼吸的正常數值，一分鐘的呼吸次數約為十六到二十次，一次的換氣量（單次呼吸的吸、吐空氣量）約為四百到五百毫升，幾乎維持平穩的規律。

醫學上將上述以外的狀態視為「呼吸異常」，概略可分為以下三大項。

①呼吸次數異常
②呼吸深度異常
③呼吸型態異常

① 呼吸次數異常

除了呼吸中止、呼吸徐緩之外，相較常見的是「**呼吸急促**」，一分鐘的呼吸次數超過二十五次，一次的換氣量很低。呼吸時伴隨「哈、哈」大聲換氣，常可見於發燒時、情緒激動時以及心理狀態不安時。

呼吸中止的代表為「**睡眠呼吸中止症**」，在睡眠中因為肥胖等原因壓迫上呼吸道導致無法呼吸的狀態。停止呼吸一段時間之後，會突然發出「唔喔喔喔喔～！」一聲，如用力吸氣般大聲打呼是最大的特徵。

睡眠呼吸中止症中的「阻塞性睡眠呼吸中止症」，多數人會認為這好發於肥胖者或中年男性身上，但因為東亞人種下顎較小，原本就有許多人天生呼吸道狹窄，所以女性也會得此病症。

② 呼吸深度異常

最為人所知的應該就是「過度換氣」了。

過度換氣的特徵為在無意識中增加呼吸次數的狀態，一次的換氣量會稍微變多或沒有太大變化。

「過度換氣症候群」為感到精神不安或是緊張時，無關乎自己的意識，快速且多次進行換氣量大的呼吸而引發的疾病。

③呼吸型態異常

最具代表性的為「**端坐呼吸**」，比起躺臥，坐著呼吸比較輕鬆的狀態。

坐姿時胸廓（由肋骨等構成，保護肺臟及心臟的部位）的可動範圍較廣，肺部下方的橫膈膜也容易活動，常可見發生在支氣管氣喘發作、心臟衰竭、肺瘀血的病患身上。

慢性疲勞、肩頸痠痛、駝背、失眠、肥胖——或許全部都是因為「呼吸」

即使不到病態呼吸異常的程度，**現代人安靜時呼吸粗淺又快速的「呼吸過度」也有增加**的傾向。

加上近期受到肺炎疫情影響，長期避免外出的生活導致活動量降低，過度的衛生思想，媒體及社群網站散播的負面消息，居家辦公等環境變化，我想應該有許多人累積了更甚以往的壓力。

我偶爾會到埼玉的醫院協助手術，從東京往埼玉的電車因為反向離開東京總是很空曠。

我購買喜歡的漫畫雜誌心情愉悅地搭上車，看看吊掛的廣告海報，看看風景，輕鬆自在地享受抵達目的地之前這幾十分鐘的幸福時光。

但我看其他乘客，幾乎所有人都直盯著手機看。高速公路發生事故、某個人得到金牌等等，大量與自己沒有直接關係的資訊透過手機而來。

現代社會中，不需要的資訊追趕著我們，讓我們產生非得隨時隨地得知新知不可的強迫觀念……我感覺這種狀況正逐漸成為日常。

這份**壓力及精神緊張是造成粗淺、快速呼吸的原因**。

呼吸變得粗淺、快速的原因：

①自律神經失調導致身心持續處於緊張狀態。
②使用手機或電腦長時間維持前傾姿勢。
③因為戴口罩生活的不快感、閉塞感、窒息感而用嘴巴呼吸。

等等，主要有以上原因。

過大的壓力等會造成自律神經失調，是導致呼吸紊亂的原因。

自律神經是維持生命不可或缺的神經系統，主掌呼吸、血液循環、調節體溫。

由促使身體工作的交感神經，以及促使身體休息的副交感神經組成，自然地保護著我們的身體。

人面對壓力時，為了抵抗壓力，交感神經便會處於優勢地位。如此一來，因為肩頸肌肉緊張連帶促使「橫膈膜」、「肋間肌」等呼吸肌收縮，便會優先採用相較輕鬆吸入空氣的胸式呼吸或用口呼吸。

想要平息不耐而用力嘆氣好幾次。

想要冷靜下來而反覆用力呼吸好幾次。

不知不覺中嘴巴已經張開了。

碰到以上狀況時，大抵都使用嘴巴及胸式呼吸，處於過度換氣的狀態中。

這全是因為沒辦法確實將空氣「吐乾淨」，肺臟內總處於還有殘存空氣的狀態，所以只能粗淺呼吸。

因為吐氣淺就讓人想要立刻吸氣，進而導致呼吸頻率過高接著陷入惡性循環，而造成呼吸過度的狀態。

另外，因為長時間坐在辦公桌前工作及緊張狀態帶來的駝背、圓肩、烏龜頸、骨盆前傾、翹腳等等，眾所皆知這些會讓骨骼歪斜，甚至影響到呼吸機能。

呼吸不單純只與能否輕易將空氣中的氧氣攝入體內有關，也**和身體、心理、大腦等有著難以切分的關係，甚至會影響到每個部位的健康狀態**。

在第二五頁的〈CHECK 2 確認「呼吸過度」危險度」〉中有任何一個狀況符合的人，是否正苦惱於容易疲憊、肩頸痠痛、頭痛、慢性疲勞、睡眠障礙、手腳冰冷、消化不良及肥胖等狀況呢？

你現在或許還沒有太大感受。

但只要你繼續閱讀下去，肯定可以找到你自己身體不適的原因在哪邊。

呼吸次數越多，攝取空氣的「效率」越差

從上述內容，大家是否已經約略理解「呼吸過度似乎對身體不太好」了呢？那麼接下來，我要從呼吸時的空氣攝入量這點來告訴大家，為什麼粗淺快速的呼吸不好。

正如我在第三七頁也曾提過的，一般健康成人的呼吸次數為一分鐘十六到二十次，一次的換氣量約為四百毫升到五百毫升。

在此，我們假設：

- 粗淺快速呼吸的人／呼吸次數：一分鐘三十二次，一次的換氣量：兩百五十毫升
- 深且緩慢呼吸的人／呼吸次數：一分鐘八次，一次的換氣量：一千毫升

接著比較兩者攝入的空氣量有多少「能用＝抵達肺泡」。

其結果為圖一（第四六頁）所示，由此可知**深且緩慢的呼吸可以讓更多的空氣抵達肺泡**。

我後面會進一步詳述，造成這個差距的理由為**與呼吸的速度無關，隨時都會出現「進入肺臟中，但沒辦法抵達肺泡的空氣」**。健康的人單次呼吸大約有一百五十毫升的空氣無法抵達肺泡，因為這些空氣沒有在體內進行交換，也被取了「死腔氣」這十分不吉利的名字。

也就是說，**呼吸次數越多，沒辦法進行交換的空氣量比也會隨之變大，讓攝取空氣的效率變差**。

沒被使用的空氣會暫時停留在氣管中，一般而言會隨著呼氣一起排出體外。

圖一：深且緩慢呼吸能更加有效率地攝入空氣

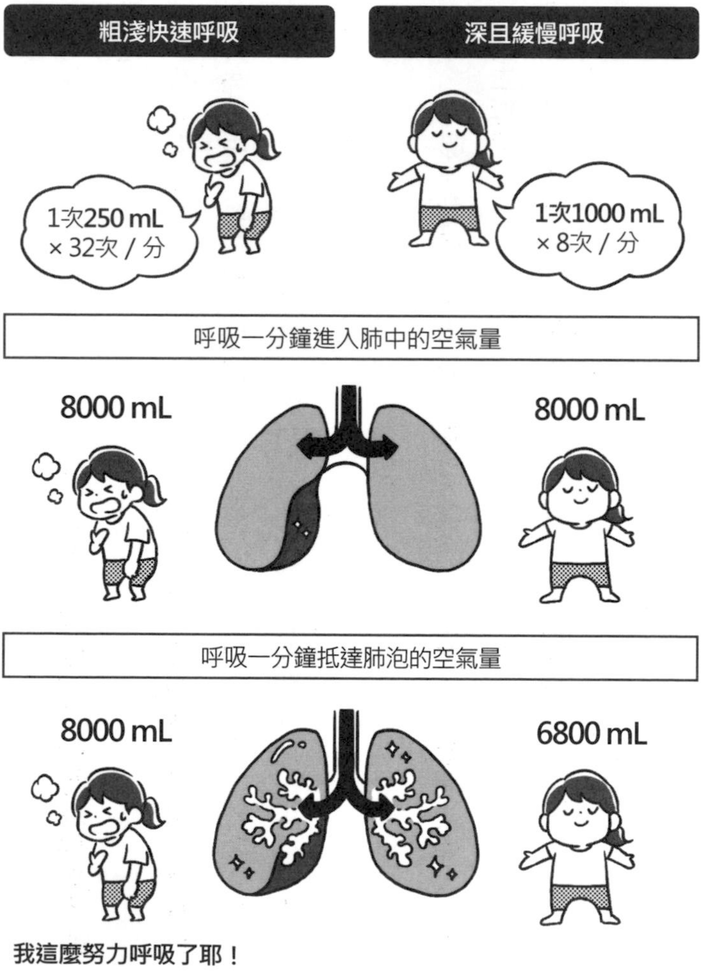

錯誤「深呼吸」反而導致身體不適

那麼，我到目前為止理所當然地寫了「粗淺呼吸」、「深呼吸」等詞，接下來就讓我們針對「深」是怎麼一回事重新思考一下吧。

「都說是深呼吸了，那就是深呼吸啊。」

嗯，正常聽到都會這樣想吧。

那麼，請你試著隨廣播體操的口令：「張開雙手，好的，吸一口氣～吐氣～」做做看。

請問在此時，你的身體出現最大動靜的是哪個部位呢？

如果肩膀、胸部動作最大，其實這就是錯誤的深呼吸＝「哈聲呼吸」。

當我們用力吸氣、吐氣時，確實會擴展僵硬的胸廓，把肺臟中殘留的空氣換新，也可以順便伸展肩頸周遭的肌肉，感覺能帶來轉換心情或消除壓力的效果。

但前提是要「動作正確」。

在第三三頁的〈CHECK 3：確認呼吸時的身體動作〉中，胸口會朝上方鼓脹的人，**很有可能呼吸時肩頸處於緊張狀態吸氣已是常態**，也可能有**深呼吸時是用胸式呼吸的習慣**。

胸式呼吸會大為擴張胸廓，乍看之下吸入了非常多空氣，但其實很難將最重要的氧氣送到末梢組織去（其理由我之後再說明）。

呼吸運動中「深」的定義為「從肺入口進入的空氣，可以送抵肺部最深處（肺泡）」。

肺泡和血液之間攝入氧氣、排出二氧化碳的「氣體交換」，真要說起來就是呼吸運動的重頭戲。**吸入體內的空氣可以確實抵達肺泡，這才是「深呼吸」**，**也就是「可以將氧氣運送到身體每個角落的呼吸」**。

更讓人擔心的是哈聲呼吸帶來的壞處。

已經知道哈聲呼吸只是呼吸次數多，而且還會造成大腦血流減緩。

這對大腦來說是極度危險的狀態，而救命繩索的呼吸中樞其實無能為力。

這是因為調節呼吸的系統，只會在無意識中進行的「安靜時呼吸」發揮作用。

只要**一再重複〈錯誤的深呼吸＝哈聲呼吸〉，就會導致狀況更加惡化**。

或許有人會認為「但是，吸多總比吸少來得好吧？也讓人安心啊。」

但健康者的血液中隨時維持96％到99％的溶氧量，將近飽和狀態，就算吸入超過所需的量也只是浪費。而且話說到底，即使用哈聲呼吸用力吸氣，血液中的含氧量也不會增加多少。這是因為只是單純吸入空氣並沒辦法簡單提升氧氣濃度。

其實，**細胞想要攝入氧氣還需要適量的二氧化碳**。

這也是本書的重點關鍵，我將從下一段開始詳細說明。

呼吸是被「二氧化碳」掌控的

我們在小學自然課中學過「生物吸進氧氣，吐出代謝廢棄物的二氧化碳」大概因為如此，我們對二氧化碳有「代謝過程中出現的廢物」或「造成地球暖化的有害物質」等負面的印象。

但實際上這個二氧化碳，**在呼吸運動中是從各方面幫忙身體呼吸以及攝取氧氣的無名英雄**。

① 二氧化碳其實非常厲害 其一：讓身體充滿氧氣

透過肺臟呼吸攝入的氧氣經由氣管、支氣管及肺泡送入血液當中，經由血管送到全身的細胞去。此時負責運送氧氣的就是紅血球中的血紅素。抵達各組織細胞的血紅素想要把身上攜帶的氧氣交給全身的器官細胞，但此時環境中的二氧化碳如果不夠，血紅素也沒辦法和氧氣分離。

如此一來，細胞空等一場也沒辦法得到氧氣，而血紅素就這樣帶著氧氣在血液中流動。繞著繞著，一個不小心可能會變成對身體造成危害的「活性氧」……。

也就是說，**如果想讓身體充滿氧氣，重要的並非「吸入非常多的空氣」，而是要讓體內存在「適量的二氧化碳」**。

那麼，我們該怎麼做才能維持適量的二氧化碳呢？

就是要**「習慣緩慢且平穩的呼吸」**。

吸氣時，大氣中的二氧化碳濃度約為0.04％，但吐氣時的濃度會到5％左右。

也就是說我們在一次的呼吸中，吐出的二氧化碳濃度為吸入的一百倍以上。如果這個定律沒有改變，**呼吸的次數越多，血中的二氧化碳含量喪失的越多，導致細胞可以得到的氧氣變少**，經過以上說明，大家可以理解了嗎？

② 二氧化碳其實非常厲害 其二：可以對指揮中心下指令

我在第三六頁提過，呼吸是由大腦中的呼吸中樞控制，呼吸中樞在感知血液溫度、二氧化碳濃度、pH（酸鹼值）的變化之後調節呼吸次數。

在這之中對於二氧化碳濃度的敏感度很高，只要動脈血液中的二氧化碳濃度分壓下降到 35mmHg 以下，就會抑制呼吸次數阻止二氧化碳繼續排出體外（圖二左）。

反之，當從事激烈運動，血液中氧氣濃度下降的同時，肌肉中的乳酸也會開始分解，這個過程中會產生過量的二氧化碳，呼吸中樞受到刺激後就會增加呼吸次數（圖二右）。

呼吸過度讓體內二氧化碳總是處於不足狀態的人，會因為這個調節作用反覆進行而使得呼吸中樞變得過度敏感（**對二氧化碳耐受度下降的狀態**），因此

圖二：二氧化碳帶給呼吸中樞的影響

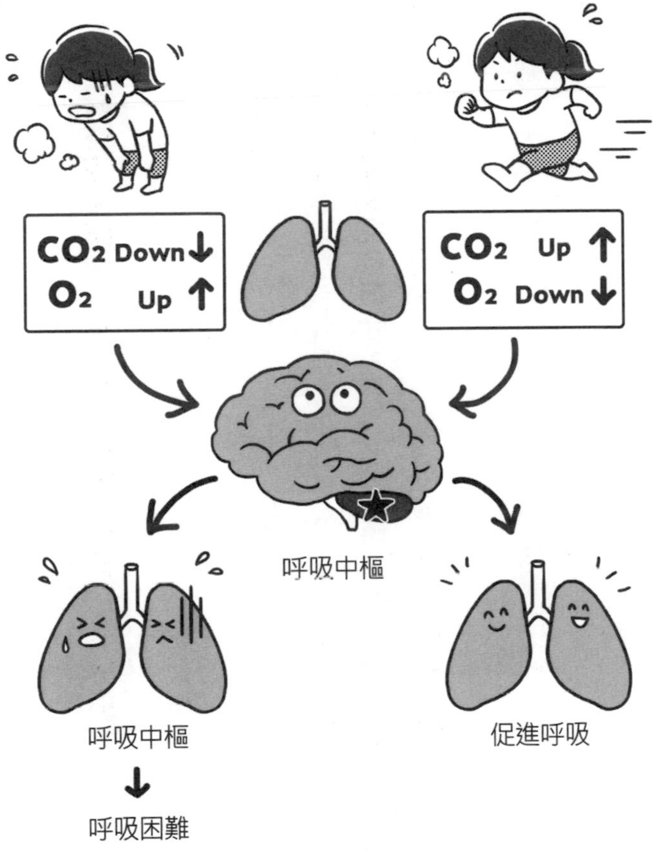

只要稍微閉氣就會很痛苦，接著又讓呼吸次數變多，陷入惡性循環。

③二氧化碳其實非常厲害 其三：也是個優秀的調整員

從以上內容，大家已經可以理解二氧化碳會影響呼吸控制了吧。

在這個呼吸控制的調整機能啟動的同時，加上精神層面的原因導致身體提出抗議就是**「過度換氣症候群」**。因為過度呼吸而處於「過度換氣」的狀態時，會因為血液中的二氧化碳過度減少，造成手腳、嘴唇麻痺，頭暈目眩、冒冷汗、心悸、想吐等症狀。

與之同時，因為二氧化碳太少而讓呼吸中樞發出「抑制呼吸」的命令，造成呼吸困難。

Column

過度換氣症候群發作時

根據日本呼吸器學會指出，過度換氣症候群好發於神經質的人、有焦慮症傾向的人、容易緊張的人身上。以往給人比較常見年輕女性患病的印象，但在疫情肆虐的現在，我聽說因為家人染疫、失業、環境變化等各種因素，各年齡、性別的罹病者都有增加的傾向。另外，也可能起因於睡眠不足、肉體疲勞，所以可說任何人都可能罹患此症。

如果你或你身邊的人發作了，請實踐以下兩個動作。

- **坐著身體往前傾，讓當事者可以用腹式呼吸。**
- **意識著「吐氣時間要比吸氣時間長（大約2：1）」，用鼻子慢慢呼吸。**

另外，以往發作時常採用「用紙袋摀住口鼻，把二氧化碳吸回體內」的方法（紙袋法）可能會造成反效果，現在已經不建議這樣做。

身體不適的原因在哪？

肩頸痠痛、頭痛、慢性疲勞、睡眠障礙、手腳冰冷、消化不良及肥胖等等，我將因為呼吸過度造成的各種身體不適整理成以下的圖三。

搭配到目前為止的說明，希望你可以從中找到你自己身體不適的原因在哪邊。

圖三：你的身體不適，或許只要改善呼吸過度就能治好！

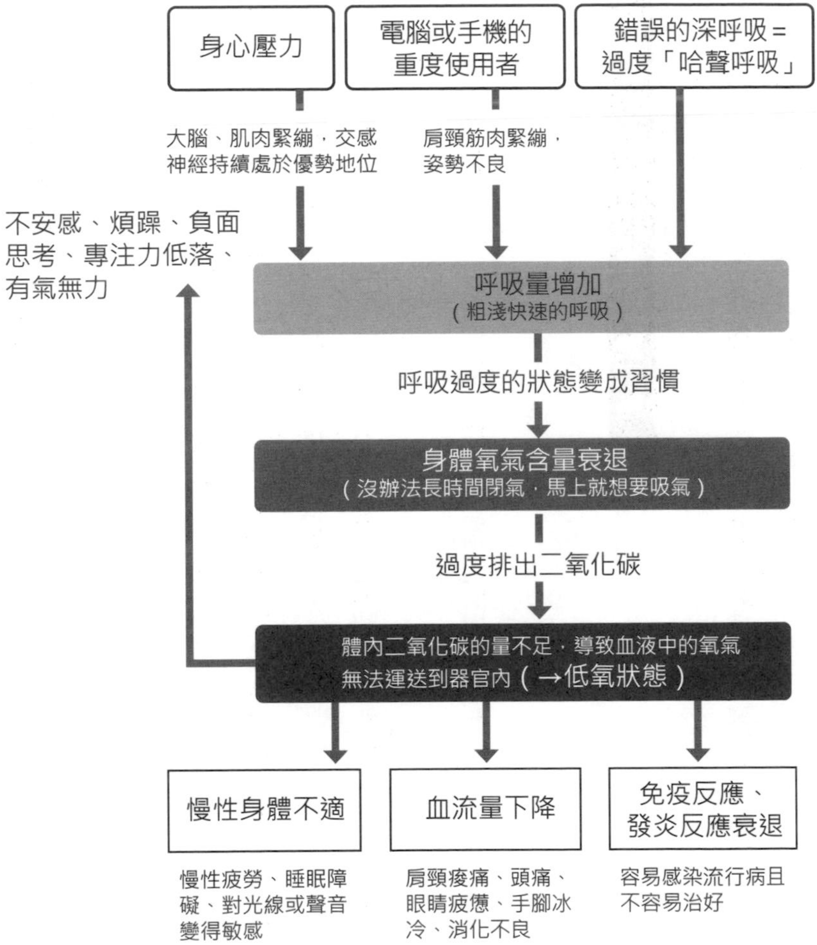

Column

有效使用血氧計！

我想在這次疫情中，應該有許多人購買血氧計。

這個機器可以顯示出你的紅血球血紅素與氧分子結合的百分率，透過光線照射手指或耳垂來測定動脈血氧飽和度（SpO2）。

SpO2 就是「血氧飽和度」，是醫療現場用來觀察患者狀態不可或缺的指標之一。

最近才開始有較多一般民眾使用這個儀器，所以我在此向大家介紹可以派上用場的知識。

別被剛套上去之後測量出的數字嚇一跳

這個儀器將從一定的心跳數或者一定時間（數秒）得到的 SpO2 平均值，以每秒更新的頻率顯示，所以剛開始測量時的數值會非常低。

請冷靜等待十到二十秒直到數字安定下來。

很難會出現 100% 這個數字

在你裝上血氧計之後，很難會看見100％這個數字。這是因為動脈血中的血紅素攜氧能力的上限（血氧飽和度）原本就大約97％，所以數字介於96到99％之間都沒有問題。

如果 SpO2 到了93％左右，我們醫生就會開始緊張起來，低於90％就會非常慌張。

就算你呼吸不順，數字可能也不會下降

貧血是血液中氧氣不足的疾病，所以你可能會感覺呼吸不順，但血氧計是測量「與氧氣結合的血紅素的量」的數值。貧血是血紅素本身量少導致的氧氣不足，所以血氧計測出來的也是正常數值。

另外，過度換氣症候群引起的呼吸困難，與其說是氧氣濃度絕對性不足，倒不如說是因為包含精神層面的原因引發的病症，多數的狀況也不會看見 SpO2 數值下降。

只不過，因為需要判斷是否為肺臟或心臟疾病引起的呼吸困難，包含確認心跳數的意義在內，當過度換氣發作時請務必要測量。

就算不覺得呼吸困難，數字也可能會下降

因為發燒導致體溫上升時，代謝率會上升，耗氧量也會增加，因為比平常消耗更多氧氣，容易出現低氧狀態。

另外，持續咳嗽或是說太多話也可能導致數字下降。

我在看一般門診時大概也處於低氧狀態中。

高齡者的數字容易偏低

呼吸肌的機能會隨著年齡增長而逐漸衰退，所以也會低於標準值。

如果手指測不出來，還有腳趾可以測

如果手指塗深色指甲油會沒辦法透光，無法測出正確數值。這種時候就用腳趾來測吧，只不過測定時間會比手指還要長，還請耐心等候。

安靜時在室內量測

血流不順指尖冰冷時，或在屋外明亮的場所無法正確測定，活動時也相同。另外，剛抽完菸後，香菸中所含的一氧化碳會取代氧氣與血紅素結合，所以也沒辦法測得正確的數值（機器無法區分一氧化碳與氧氣的不同）。

其實這是日本人發明的

一九七四年發表了日本光電的醫療工程學者開發此項商品的訊息，由現在的柯尼卡美能達（Konica Minolta, Inc.）製成商品，進而開始在全世界的醫療現場中使用。

不需要抽血就能明白血液狀態，對患者來說是非常值得感謝的發明呢。

「嘴巴開開」病從口入

前陣子，有個全國規模的調查結果報告指出，30％以上的孩童日常生活中常時處於「嘴巴開開」的狀態。

「嘴巴開開」指的是由骨骼、肌肉、咬合、齒列生長等影響引起的「口唇閉鎖不全症候群」的狀態，而這也是與用口呼吸關係密切的症狀。

專家指出，隨著年齡上升比例也會增加，很難自然改善，由此可知有相當數量的人平常都用口呼吸生活。

睡覺時肌肉放鬆，沒辦法有意識閉上嘴巴，所以就算沒有鼻塞，也很容易用口呼吸。

另外，因為用口呼吸，當打呼或是呼吸突然中斷時，大腦察知異常會造成身心緊張而導致睡眠品質低落等等，也會帶來不好的影響。

□專心時會在不知不覺中打開嘴巴
□嘴唇很容易乾燥
□吃飯吃很快
□吃飯的時候會發出聲音
□有只用一側牙齒咀嚼的習慣
□常常口腔潰瘍
□早上起床時喉嚨會很痛
□有流口水的痕跡
□在意自己的口臭

……如果對以上狀況有印象，你或許該懷疑自己白天也會用口呼吸比較好。
另外，有氣喘症的人，以及第一章的幾項確認與檢測中，符合「用口呼吸」描述狀況的人同樣要注意。

對哺乳動物來說，嘴巴本來是「消化器官」，用來咀嚼食物，將食物與消化液混合後送進胃部的「進食用的器官」。

而據說只有在進化過程中演化出語言的人類，開始會用口呼吸。

這樣說起來確實是，雖然也因為剛出生的小嬰兒喝母乳或是牛奶時沒辦法用嘴巴呼吸，但嬰兒確確實實是「用鼻呼吸」，從開始學說話之後才會用口呼吸。

如此一想，在獲得語言的同時學會該怎麼用口呼吸的說法，感覺讓人有辦法接受，也讓我們察覺**用鼻呼吸才是最自然的呼吸方法**。

用口呼吸的人會吸入大量的空氣進入體內，所以容易打壞氧氣和二氧化碳的平衡，結果讓大腦和肌肉陷入氧氣不足的狀態。

結果，**慢性用口呼吸無法消除疲勞感，帶來總是心情不好且欠缺專注力，生產性低落等壞處**，許多相關研究都顯示出這一點。

用口呼吸的人，還會導致下一頁圖中所顯示的各種身體不適（圖四）。

圖四：用口呼吸帶來的身體不適

☐ **容易罹患感冒等傳染病：**

含有病原菌或病毒的外界空氣，在冰冷的狀態下直接接觸喉嚨黏膜。

☐ **導致過敏性疾患（花粉症、異位性皮膚炎、氣喘等等）惡化：**

過敏原或刺激性物質更容易入侵體內。

☐ **容易蛀牙、牙周病、牙齦炎、口腔潰瘍，口臭也會變重：**

口中乾燥讓細菌容易滋長。

☐ **睡眠品質變差：**

張開嘴巴睡覺會讓舌頭往後縮，阻塞呼吸道而容易打呼，或是出現睡眠中呼吸中止症。

☐ **駝背：**

張開嘴巴會讓下巴往後縮導致呼吸道變得狹窄，為了確保呼吸道暢通會不自覺把頭往前伸。

☐ **臉上皺紋、鬆弛：**

口輪匝肌等嘴巴周遭的表情肌肉會鬆弛，這是造成眼周細紋以及法令紋的原因。

☐ **雙下巴：**

固定舌頭的肌肉機能衰退，容易造成雙下巴。

用「鼻呼吸」避開傳染病風險

看我寫了這麼多關於用口呼吸有多危險之後，你應該已經下定決心「無論如何都得用鼻子呼吸才行！」了吧。

用口呼吸帶來的所有壞處，全部可以靠鼻呼吸解決。

鼻呼吸最大的優點，就是鼻腔能發揮集塵過濾器的作用，去除外界空氣中所含的灰塵、花粉等雜質後，把乾淨的空氣調整成適當的濕度與溫度之後送進肺部。也就是設置於體內的加濕空氣清淨機。也因此可以避免一定程度的傳染病與過敏性疾病惡化的風險。

由鼻子吸入的空氣，在通過複雜結構的鼻腔過程中，會和大面積的黏膜接觸。因此**用鼻呼吸的阻抗力比用口呼吸大了50％，雖然一次呼吸時的量會減少，但身體能運用的氧氣量也會增加20％。**

這個「阻抗力會變大」其實有著另一個優點。

在某個研究中，將受試者分成運動時「①只用鼻呼吸」、「②只用口呼吸」、「③用鼻＋口呼吸」的三組，調查運動強度與心跳數之間的關係，發現只有第一組只用鼻呼吸的受試者，得到了等同於有氧運動的效果。

也就是說，**在運動時，或者只是單純步行，不是用口呼吸而是用鼻呼吸，就能將運動轉換為有氧運動**。

在花粉症好發時期想著「我想把鼻子割掉！」的你，應該也得重新審視對鼻子的評價了。不管高聳還是扁塌，都是保護著我們的鼻子大人，請懷著感恩心情珍惜他。

圖五：鼻子是人體天生具備的加濕空氣清淨機

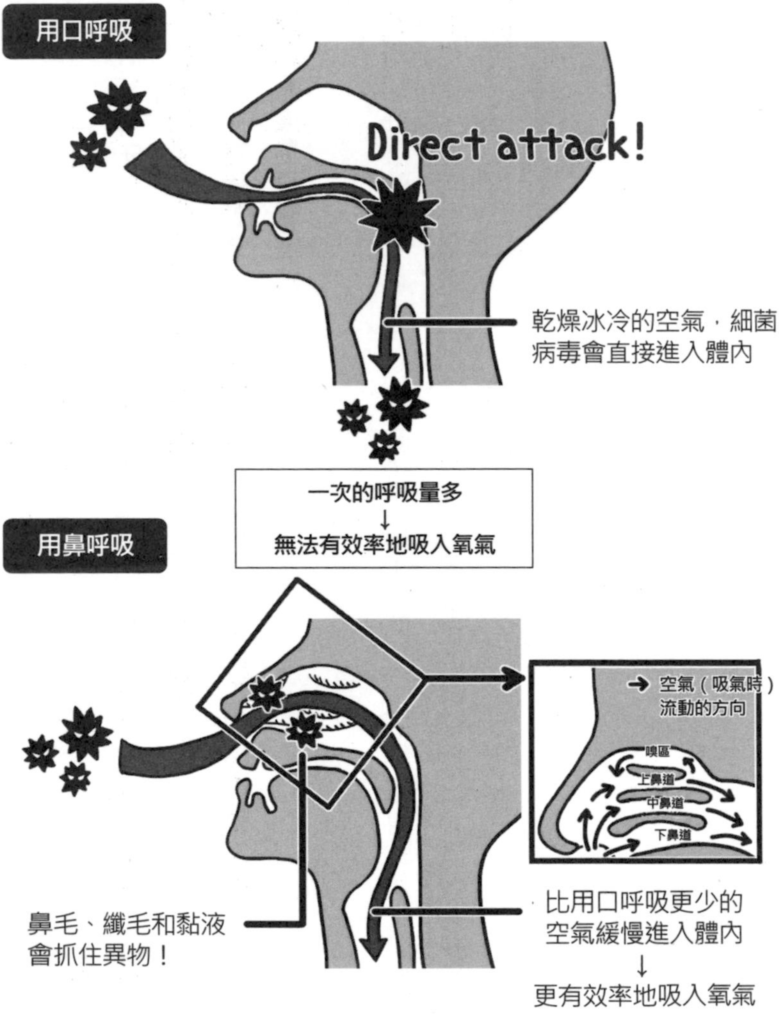
用口呼吸
Direct attack!
乾燥冰冷的空氣，細菌，
病毒會直接進入體內
一次的呼吸量多
↓
無法有效率地吸入氧氣
用鼻呼吸
空氣（吸氣時）
流動的方向
嗅區
上鼻道
中鼻道
下鼻道
鼻毛、纖毛和黏液
會抓住異物！
比用口呼吸更少的
空氣緩慢進入體內
↓
更有效率地吸入氧氣

Column

舌頭也要朝上！

大家對舌頭可能有薄薄一片的印象，其實它是整塊肌肉。健全狀態下，閉上嘴巴時舌尖應該會抵住上門牙的根部。但如果習慣用口呼吸，或即使是用鼻呼吸也因為什麼原因讓舌頭的肌力衰退，舌根就會往後退（下頁的下圖），帶給身體各種不好的影響。最為人所知的有：

①就寢中因為呼吸道被舌頭阻塞造成的打呼或睡眠呼吸中止。

②因為①導致睡眠品質低落。

③口腔內容易乾燥變得不衛生。

④呼吸道遭阻塞後，為了維持呼吸機能而開始駝背。

舌尖的固定位置是這裡

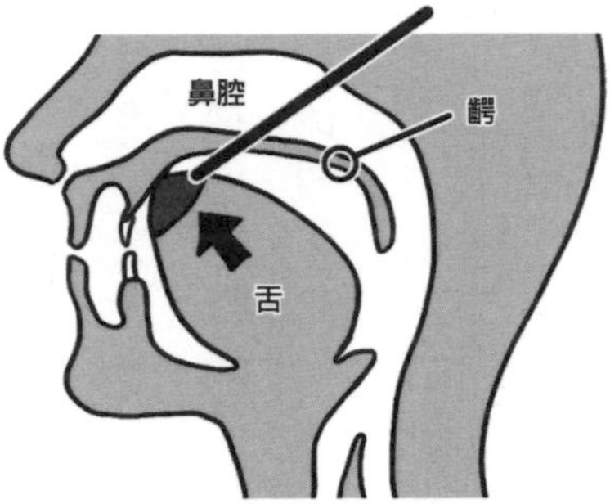

舌根往後退阻塞呼吸道

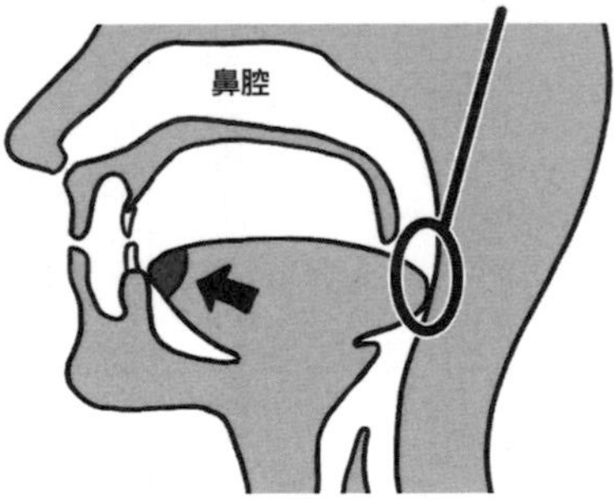

另外，如上左圖所示，因為舌頭抵住上齶的關係，往上頂的力量可以幫忙支撐脖子和頭部，遠離後會造成頭部不安定，這也是導致肩頸痠痛的原因。

擔心用口呼吸的人，不僅要注意「嘴巴是不是有張開」之外，也要注意舌頭是否收放在正確的位置。

只是每天意識著「舌頭要貼著上齶」就能鍛鍊舌頭肌肉，也能讓自己不會不自覺就把嘴巴打開。

第三章

驚人的效果！
萬能呼吸法「橫膈膜呼吸法」

「習慣是第二天性。」

By

馬庫斯 · 圖利烏斯 · 西塞羅，政治家、哲學家　其他

調整呼吸的好處竟然這麼多?!

「控制呼吸就能調節好身心。」

這是人類自古以來採用的諸多健康法共通的概念。

在西元前一千年左右開始的氣功調息歷史悠久，從四到五千年前持續至今的瑜珈調息法、釋迦摩尼佛的呼吸法「觀呼吸法」、禪學的丹田呼吸法，以及最近蔚為話題的正念調息等等。這些隨時隨地都能輕鬆進行的健康法被大家廣泛實踐。

近年在腦科學、生理學及解剖學等領域中的研究也有所進展，陸陸續續證實了其效果。

可說**呼吸法已經不是信仰的延續也不是傳承，而是正逐步確立其「基於科學根據的健康法」**的地位。

另外，呼吸法不僅被當作健康法，也被運用在武術、格鬥技、馬拉松等運動，以及發聲法上面，甚至也被活用在生產時，**只要學會訣竅之後，從日常生活到特殊場面都能廣泛活用**，這一點也是讓它越來越受關注的原因。

呼吸法確實有許多不同的流派，特徵也約略有所不同。

雖說如此，關於調整好呼吸之後會有怎樣的優點也有許多共通點，我在此舉出幾個有所本且具代表性的優點：

□促進身體吸收氧氣
□提升肺臟機能
□安定自律神經
□提升代謝以及改善血流
□安定血壓
□提升減肥效果
□對賀爾蒙與酵素作用，活化內分泌腺體
□消除肩頸痠痛、腰痛、膝蓋痛

□增強運動能力
□提升大腦表現
□提升專注力
□消除壓力
□放鬆效果

以上等等……我想應該還有非常多優點，無庸置疑，這只有好處沒有壞處。

操控肺臟的兩大呼吸肌——「橫膈膜」和「肋間肌」

關於呼吸，至此我說了肺臟機能及和二氧化碳間的關係等話題。

在此，我要告訴大家一個重要的事實。

其實……

肺臟沒有辦法靠自己動！

「什麼？我們一天吸氣又吐氣兩萬次以上，它卻沒辦法自己動嗎？」

大家可能會這樣想，但沒錯，事實就是如此。

因為肺臟沒有肌肉所以沒辦法靠自己動，而是靠周遭的肌肉牽動。肺臟在呼吸運動時使用的肌肉，從脖子到下腹部超過二十條以上。其中由「橫膈膜」**和「肋間肌」這兩大呼吸肌作為代表，承擔起控制肺臟動作的任務。**

後面會針對這兩大肌肉詳細解說，在此先來看呼吸的原理吧。

吸氣時的主力選手為橫膈膜。藉由圓拱形的橫膈膜收縮，擴張肺臟來吸氣，此時使力的比例為橫膈膜七成、肋間肌三成。

反過來在**吐氣時，藉由橫膈膜停止收縮，肋間肌縮小胸廓讓肺臟自然縮小來吐氣**。

這兩條肌肉有趣的地方在於它們雖然位於鄰接內臟的地方，卻跟手腳肌肉一樣可以靠自己的意識控制。

當然這幾乎都是接收呼吸中樞的指令後自動進行，所以即使在睡眠中，在沒有特別意識的狀態下也不會停止呼吸。

但是，難得可以靠自己的意識控制，就得要善加利用才行。**控制呼吸便是控制呼吸肌的動作，就是這麼一回事**。

圖六：吸氣橫膈膜和肋間肌

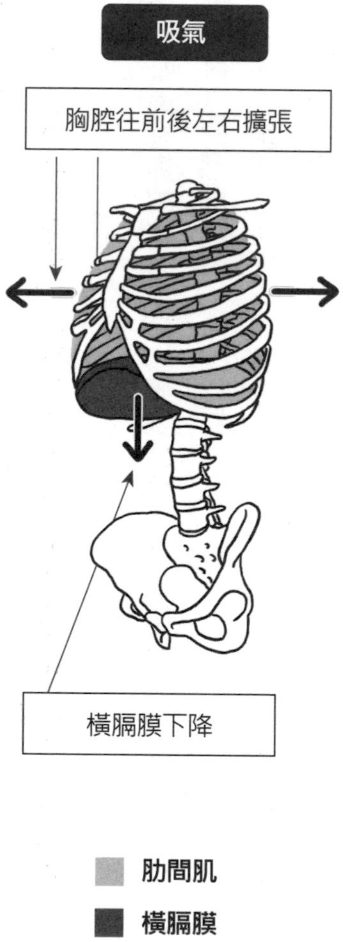

圖六：吐氣橫膈膜和肋間肌

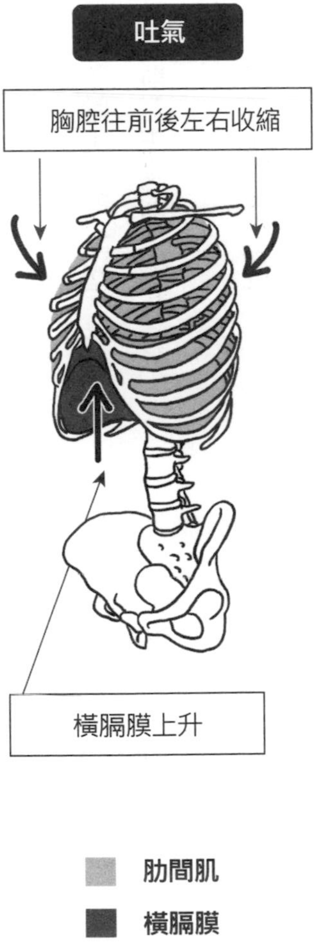

安定的「腹式呼吸」以及積極進攻的「胸式呼吸」

正如大家所知，呼吸分成「胸式呼吸」和「腹式呼吸」。

①橫膈膜當主角的「腹式呼吸」
②肋間肌當主角的「胸式呼吸」

首先，我先介紹這兩個呼吸法的特徵。

①膈膜當主角的「腹式呼吸」

說起橫膈膜，大家可能會想像它正如其名是一層如膜般的東西，但從第八四頁的圖六中可以看到，它是位於胸部（胸腔）與腹部（腹腔）間圓拱形的肌肉，平均厚度為三到五公釐，加上脂肪與（兩層）薄膜之後可達兩公分。

它是支持一天兩萬次以上呼吸運動的肌肉，當然強壯有力。

用烤肉來比喻，它就是等同於SAGARI（指內橫膈膜，很有肌肉）或HARAMI（指外橫膈膜，精實有肉）的部位[3]，確實是比膜更加紮實的肌肉。

腹式呼吸由橫膈膜擔綱主角。

配角為肋間肌、腹肌肌群、骨盆底肌群等等，其他的呼吸肌也會跟著一起動起來。

雖然橫膈膜孔武有力，但它的**動作非常單純，只會上下運動。因此耗氧量極低，而這可以提高全身的氧氣供給量，只要全身上下的氧氣量足夠，呼吸次數就不需要太多，實現身體不易疲憊的良性循環環境**，也就是說，這是一個**CP**

3　譯註：這兩個名稱都是橫膈膜肉的別稱，括號中表示對這個別稱的印象。

圖七：腹式呼吸

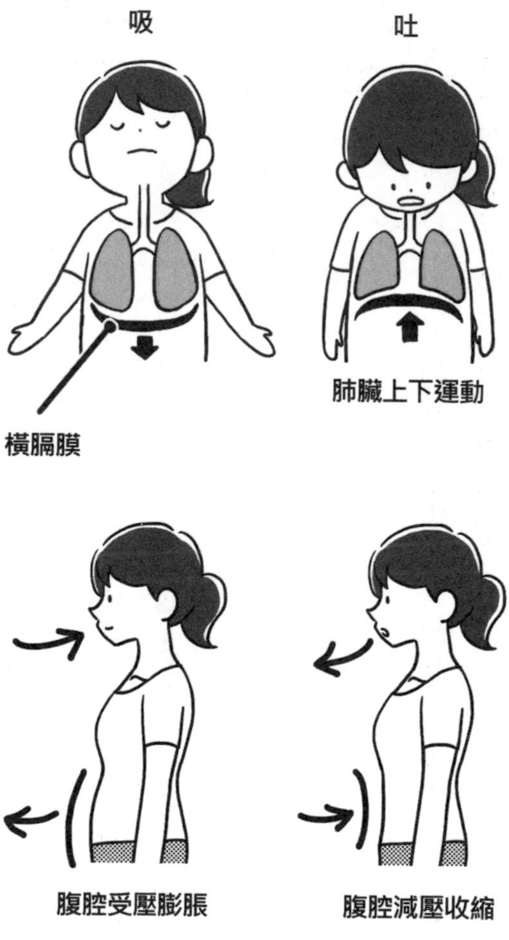

值極高的呼吸法。

不僅如此，**橫膈膜上有許多自律神經。自律神經基本上沒有辦法靠意識控制，但它是唯一被認為可以透過呼吸調節的神經系統。積極活動橫膈膜可以刺激自律神經，讓副交感神經處於優勢引領身體維持穩定的狀態。**如同「放鬆肩膀力量」、「安放肚子（意思為冷靜沉著）」這些說法，為了平息緊張或興奮，自古以來自然執行的就是腹式呼吸法。

正如上述，寫成文字後看起來好像只有滿滿的好處，但也有一派說法認為，如果過度只靠腹式呼吸也會讓內臟下垂。

無論什麼事情都過猶不及呢。

②肋間肌當主角的「胸式呼吸」

肋間肌就是肋骨之間的肌肉，以食用肉來說明就是肋排上面的肉。外表狂野，與它口感細緻又甘甜之間的反差讓人難以抗拒啊。

胸式呼吸在肋間肌與幾條呼吸輔助肌肉協助下進行。

運用肋間肌讓胸廓擴張、縮小，所以胸部會朝斜上方鼓脹，肩膀也會跟著上下起伏。過度精神緊繃時會說「肩膀太用力了」，正如這句話所說，這是緊張時會出現的呼吸方式。

胸式呼吸的優點，首先，**當處於缺氧狀態時，總之可以迅速地將氧氣吸入體內。**

另外，因為會讓交感神經興奮而刺激腎上腺素分泌，所以**有意識地將其活用在讓身體積極活動，振奮心情時效果極佳。**

在多數呼吸法皆關注在腹式呼吸法上之中，受到女性歡迎的皮拉提斯基本上以胸式呼吸為主。據說藉由刺激腹橫肌等肋骨周遭的肌肉，有調整脊椎和骨盆的位置，鍛鍊核心肌群，提升基礎代謝的效果。

胸式呼吸，換句話說就是積極進攻的呼吸法。

圖八：胸式呼吸

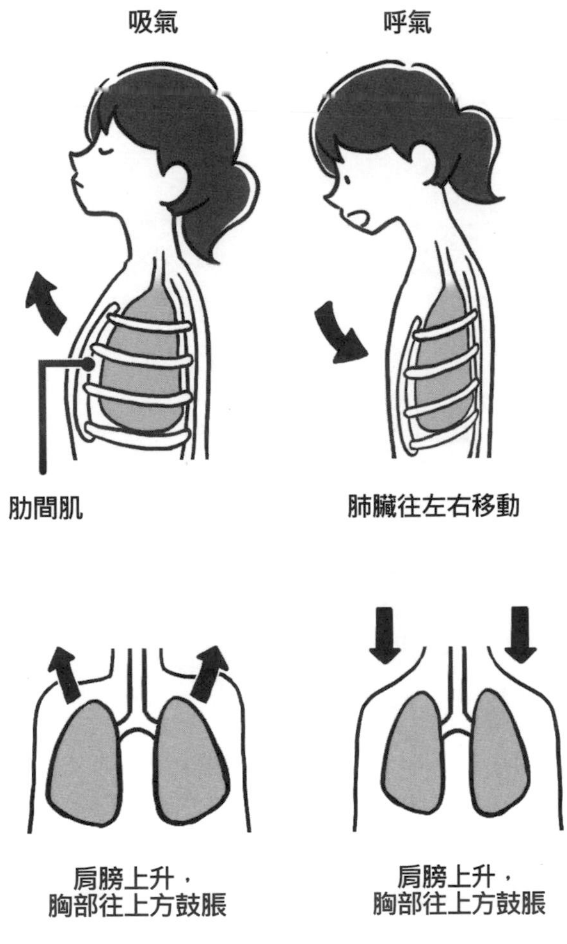
吸氣
呼氣
肋間肌
肺臟往左右移動
肩膀上升，
胸部往上方鼓脹
肩膀上升，
胸部往上方鼓脹

只不過，因為一次需要動用許多肌肉，光呼吸就會消耗整體氧氣總量的35%，所以**就安靜時、日常生活中使用的呼吸法來說相當耗能**，這是它的缺點。

互相合作、互相支持的呼吸肌

聽到「腹式呼吸」和「胸式呼吸」時，大家浮現怎樣的印象呢？主導兩種呼吸法的肌肉分別為兩大呼吸肌，所以乍看之下會以為他們兩相對立。

但實際上，**我們平常沒有辦法只單獨使用其中一種呼吸法，只要我們不是有意識改變呼吸方法，都是同時使用兩種呼吸法。**

所以絕對沒有**「腹式呼吸是好的呼吸法，胸式呼吸是壞的呼吸法」這種事情。**

腹式呼吸確實在許多呼吸法、運動、武術或發聲法中受到推崇。但我們在日常生活中會遇到各式各樣的狀況。

早上睡過頭就快要遲到時，急忙換衣服，無論如何都要趕上平常搭的電車，這種時候只靠腹式呼吸就會來不及。

起床後看時鐘，讓尚未清醒的大腦醒過來的是交感神經。在你抱頭大聲哀號「哇啊！」之後，給你迅速換裝力量的也是交感神經興奮與腎上腺素。

至此一連串的動作加上接著得全速奔跑到車站去，此時可以迅速吸納空氣的方法就是胸式呼吸。

腹式呼吸的出場時間，則是你可以自己控制時間之時。

在我們的生活中，胸式和腹式呼吸兩者缺一不可。

基本上建議「橫膈膜呼吸」的理由

我在第三六頁曾經提過，呼吸又分成「寧靜狀態的安靜時呼吸」以及「呼吸急促時的努力性呼吸」。

「安靜時呼吸」是在放鬆狀態下的呼吸，所以次數少可以慢慢呼吸，進入體內的氧氣量也會變多。

另一方面，「努力性呼吸」除了安靜時呼吸使用的呼吸肌之外，也得使用「脖子、肩膀、鎖骨周遭的肌肉」以及「背肌」。在緊張狀態中，我們會無意識地使用努力性呼吸，所以**當反覆或長時間用這個方法，就可能成為肩頸痠痛或肌肉緊繃性頭痛的原因，這就如同我前述提過的。**

在這種時候，如果你知道可以迅速解除這種狀況，重整自己狀態的方法應該會很安心吧。

安靜時呼吸占總體呼吸的99%，這樣一想就可發現，安靜時用怎樣的方法呼吸，要養成怎樣的習慣，呼吸紊亂時該怎樣迅速恢復原狀等等的是很重大的問題。

在此我強烈推薦**「橫膈膜呼吸」**（第一二九頁）。

看我這樣寫好像很厲害，但講白了，就是**「吸氣時要讓胸部和腹部鼓脹，吐氣時要讓胸部和腹部凹陷。」**

就是如此普通的呼吸方法。

充分運用橫膈膜呼吸可以牽動相關聯的呼吸肌，穩定核心、血流變得順暢、改善身體不適就是橫膈膜呼吸的目的。

只要養成「橫膈膜呼吸」的習慣，就能減少用口及肺進行的粗淺呼吸、呼吸過速。

以及正如我在「前言」中曾提過我的親身經歷，可以實際感受**變得不容易疲倦，身體也更緊實**。

這是從我自己、我的家人和患者們的諸多經驗中獲得實證的呼吸法。

圖九：運用橫膈膜呼吸找回最理想的安靜時呼吸吧

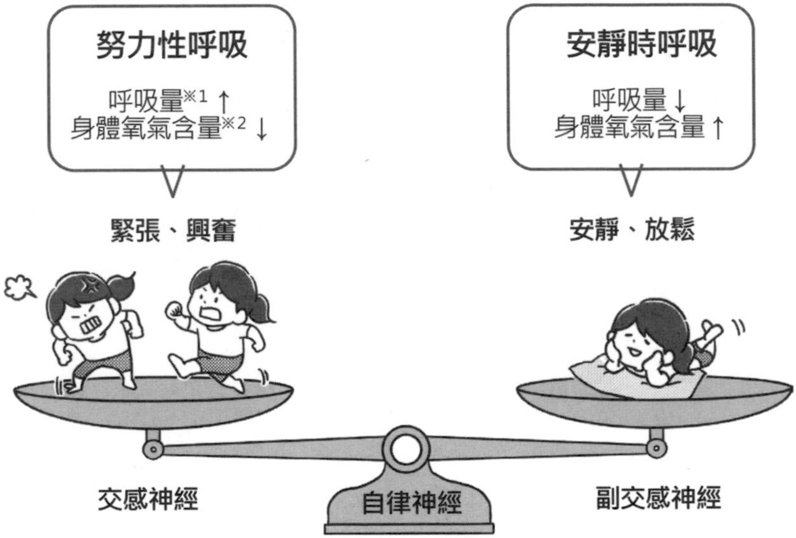

※1：呼吸次數＋換氣量

※2：可以輕鬆閉氣的時間（p28的檢測）

安靜時的理想呼吸，是充分運用橫膈膜，自然呼吸且步調緩慢，寧靜且規律的鼻呼吸。

「寧靜呼吸」的目標，初學者請設定為身邊的人聽不到的程度，達成後接著以自己也聽不到自己的呼吸聲為目標。

到了高階者，就能達到連自己也搞不清楚到底有沒有在呼吸的境界。以達到這個境界為目標，開始嘗試第四章的運動吧。

Column

小嬰兒怎麼哭也哭不累的原因

我在第二章曾經提到，小嬰兒不用特別意識也用鼻子呼吸，其實小嬰兒的呼吸還有另一個特徵，那就是使用橫膈膜的呼吸。

小嬰兒的肋骨形狀將近水平，所以胸廓難以擴張，以及肋間肌尚未發達，所以呼吸時必然得依賴橫膈膜。接著在長大之後，肋骨也會發育成與大人相同斜向行走的形狀，開始有辦法使用肋間肌呼吸。

小嬰兒的哭聲，既響亮又能傳得很遠對吧。有時還會碰到哭聲驚人如同拳擊的小孩子，也有大聲哭個不停的小孩（但這也讓人有點擔心就是了）。

小嬰兒能做到這點，是因為使用橫膈膜呼吸有「不會讓喉嚨緊繃，可以安定吐氣」的特徵。

想盡辦法要讓照顧者發現自己正處於空腹或不舒服（想睡覺、尿布濕了等等）的危機當中，大概因為這個生存本能，才知道要用這種長時間哭泣也不會疲倦、不會哭啞嗓子的方法吧。

圖十：保持適當腹壓可以穩定軀幹，骨盆底肌群也能確實發揮作用

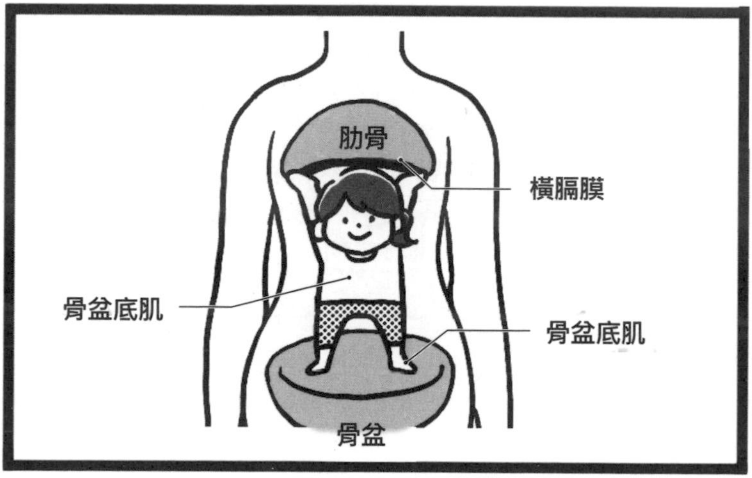

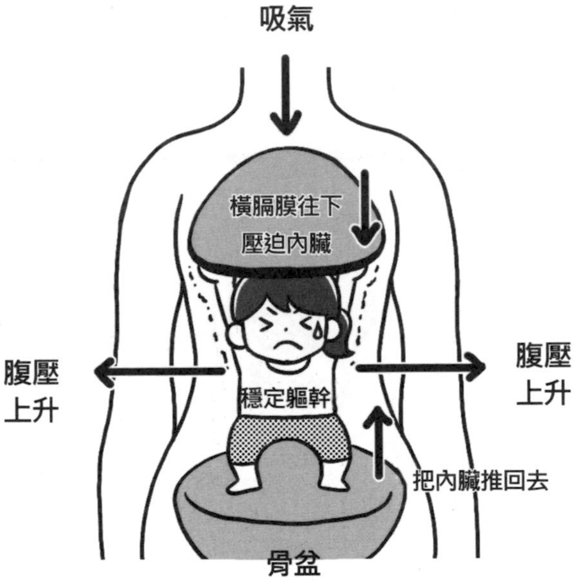

只要腹腔內壓上升，肚子
就會三百六十度膨脹一圈

因為姿勢緊繃或胸式
呼吸讓肩膀抬高後……

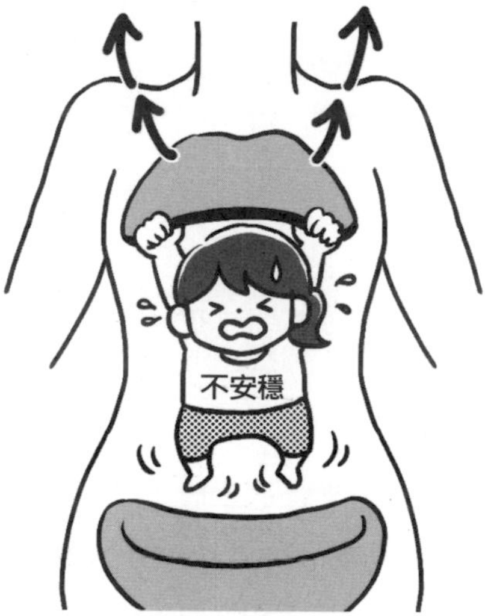

無法牽動骨盆底肌運動，
血流減慢

「橫膈膜呼吸」帶來的好處有很多

「橫膈膜呼吸」帶來的巨大效果，其一為提升腹腔壓力維持身體的穩定。

運用腹式呼吸吸氣橫膈膜往下降時，收納胃、肝臟等臟器的腹腔壓力增加，與之同時骨盆底肌群要把內臟反向推回去，在此會產生一個對外側的壓力（腹壓）（圖十）。腹壓在排便與生產時擔負很重要的角色，而在呼吸時維持適當的腹壓可以有以下的效果：

□**穩定軀幹：**姿勢會變好

□**適度壓迫腸道：**改善便祕

□**適度壓迫內臟：**改善血流

只不過，**如果吸氣吸過頭讓橫隔膜總是處於下降的狀態，壓力外洩讓軀幹也跟著容易鬆動就沒有意義了，在此也可看見改善呼吸過度有其意義存在。**

骨盆底肌是如吊床般支撐著女性子宮、陰道、膀胱、尿道、直腸等內臟的肌肉。

緊繃狀態及胸式呼吸時會妨礙橫隔膜下降，此時腹壓不會上升無法牽動骨盆底肌運動，這會導致血流減緩、漏尿、生理不順等症狀。

骨盆底肌群的肌力也會隨著生產與年齡增長衰退，但長時間駝背坐姿會讓這塊肌肉變僵硬，我建議大家早上及就寢前可以做第一〇八、一〇九頁介紹的伸展運動。

Column

骨盆底肌和呼吸「令人意外」的關係

名字有「骨盆」為什麼會和呼吸有關係呢？或許有人對此感到很不可思議。其實這個肌肉被人發現與呼吸運動有關還是近十五年的事情，這觀念在日本仍尚未普及。

骨盆底肌負責緊縮尿道與肛門的工作，因為年齡及運動不足讓這塊肌肉變得僵硬、無力後，就會成為漏尿的原因。

特別是女性尿道短，還會因為生產等原因提高漏尿風險，我認為不管是哪個年齡層的人，在預防的意義上都要加以鍛鍊比較好，但肯定有許多人不放在心上，認為「不用不用，我還沒到那種年紀啦……」

但請你稍微看看，第一〇八、一〇九頁的插畫是骨盆底肌伸展運動，不覺得這些動作似乎似曾相識……？

沒錯，一〇八為瑜珈的「貓牛式」，一〇九為提臀經典動作「橋式運動」。

做骨盆底肌運動時要注意的只有「呼吸和縮緊、放鬆肛門的時間點」。這個運動在放鬆背部、肩膀、腰身周遭肌肉的同時，也能提臀、鍛鍊骨盆底肌，是個物超所值的運動。

請大家務必早晚一天兩次，將這個運動融入生活中。

10秒
×
10組

邊吸氣
邊縮緊肛門
（牛式會自然縮緊）

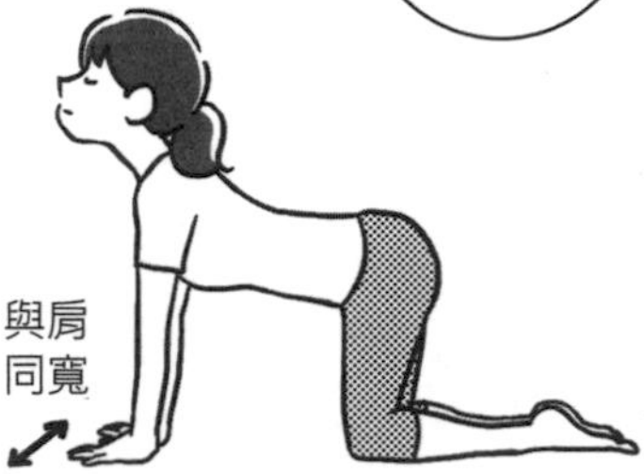

邊吐氣
邊放鬆肛門
（貓式會自然放鬆）

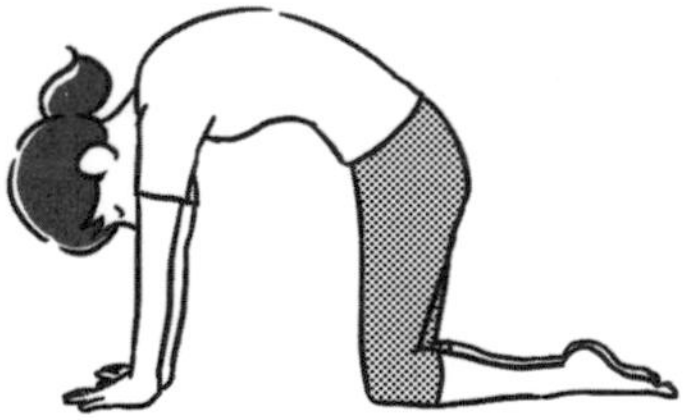

重覆動作

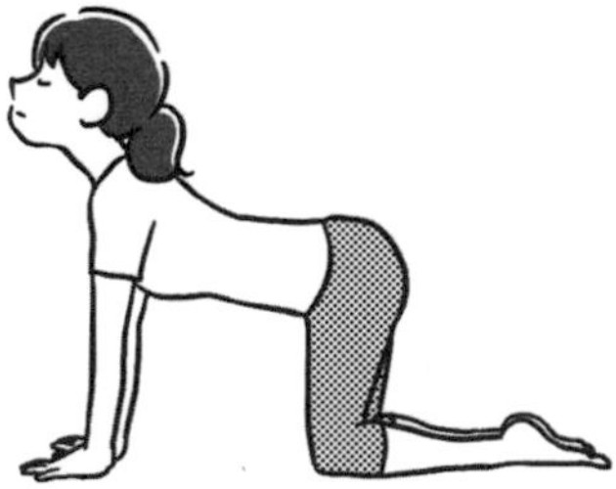

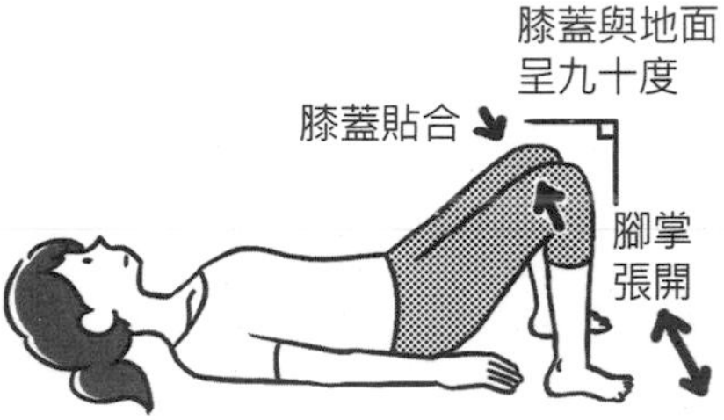

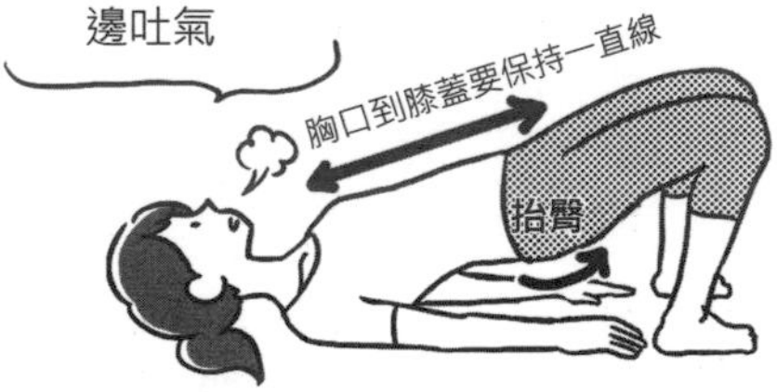

想像要把肛門往天花板方向拉上去！

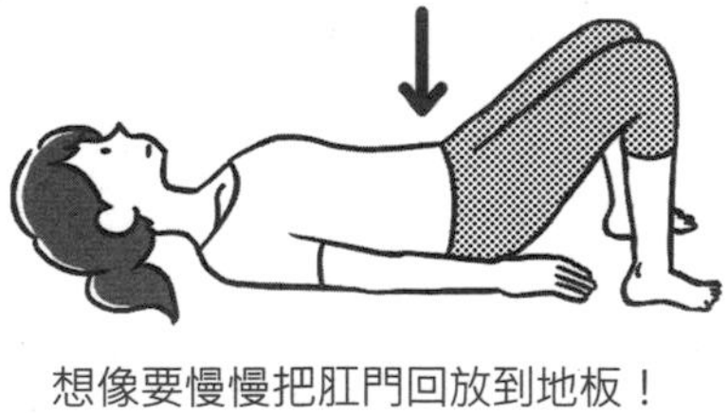

想像要慢慢把肛門回放到地板！

鍛鍊呼吸肌還能練出「腰身」！

在上一小節我提到，只要能確實運用橫膈膜就能夠穩定軀幹。

這不僅是為了產生腹壓，**也因為所有呼吸肌同時皆為維持姿勢的肌肉，而這些肌肉正可以透過運用橫膈膜的呼吸來鍛鍊。**

特別是維持腹壓的核心肌群中的腹橫肌，支撐脊椎的豎脊肌，維持姿勢的抗重力肌（對抗重力維持身體姿勢的肌肉）。

腹橫肌會在完全吐氣時提高腹壓把橫隔膜往上推，幫忙收縮胸廓。另外，豎脊肌在吸氣時收縮幫忙擴張胸廓，促進空氣進入體內。

這些肌肉確實發揮機能的人平常姿勢良好，反過來也可說他們都用很正確的方法呼吸。

圖十一：可能藉由呼吸鍛鍊的肌肉

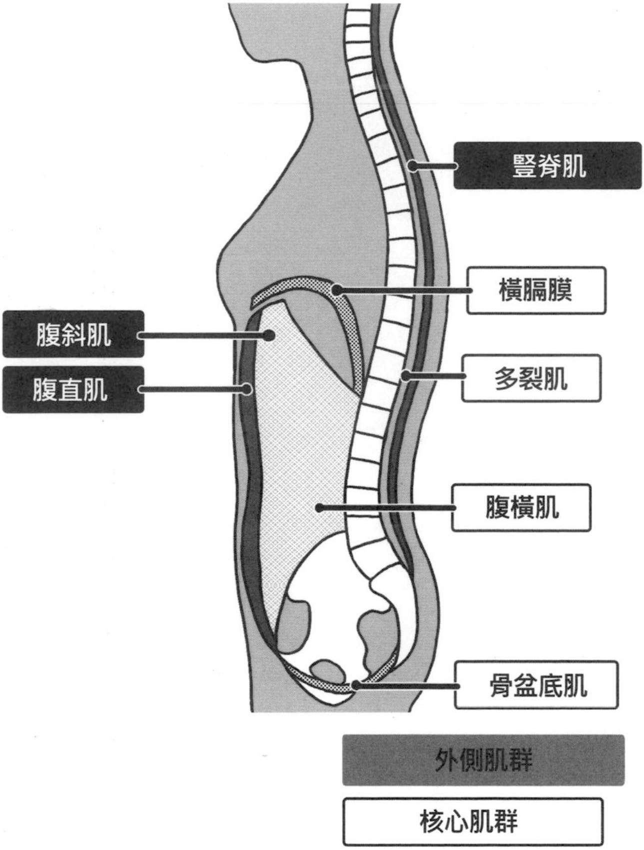

橫膈膜、腹橫肌、多裂肌、骨盆底肌為在身體內側的肌肉。

這些部位透過使用橫隔膜的呼吸來鍛鍊才是捷徑，如肚圍般包裹腹部的腹橫肌就是只能透過呼吸來刺激的部位。

也就是說，這是**人體自備的塑身衣**，你再也不需要花費數十萬買這種衣服了。

每次呼吸都使用這些肌肉並消耗能量，鬆弛的肌肉會變得緊實，或許再見到腰線的那天也不遠了。

只有「呼吸」可以控制自律神經

我至此提過好幾次，呼吸的狀態與方法會影響自律神經而導致身體不適。**粗淺呼吸與胸式呼吸會刺激主掌緊張與興奮的交感神經，深緩呼吸與腹式呼吸會刺激主掌放鬆的副交感神經**。這是無庸置疑的事實。

我很喜歡打高爾夫球，聽說在高爾夫球場猝逝的人，幾乎都會在發球區或是果嶺上表示不舒服。可以想到的可能理由為「因為那是最緊張的場面」。

在發球區得在眾人關注下打球，無論如何都會產生「我想要擊出好球」的心情而過度緊張，接著「哽住呼吸」。

哽住呼吸是種慣用說法，但實際上聽說真的有人停止呼吸到輕微昏迷。就算有呼吸也會因為交感神經處於優勢地位的關係而呼吸過度，很可能因為一點小原因陷入危險狀態中。

沒有人期待我可以擊出好球，但正是處於如此緊張狀態時，我會大喊「喝！要呼吸！」叫醒自己，接著慢慢用鼻子吐氣，輕輕吸氣之後才擊球，此時通常都能打出非常棒的球。

像拳擊也是，厲害的選手會放鬆肩膀力量，邊「咻！咻！」吐氣邊打拳，拳拳到肉。實際問了他們之後知道，他們說自己是邊吐氣邊打拳，如果閉氣就打不出去了。

可以控制自律神經的只有「呼吸」，那就得加以活用才行呀。

① 甚至能調節賀爾蒙分泌的呼吸法

深且緩慢的呼吸不僅可以讓副交感神經居於優勢，也能促進腦內啡及血清素等腦內賀爾蒙分泌。這兩者皆被稱為幸福賀爾蒙，但真要說起來，腦內啡比較接近「快樂」，而血清素較接近「療癒」。

當大腦感到緊張或壓力時會分泌血清素，讓多巴胺或腎上腺素等引發攻擊性情緒的賀爾蒙不至於失控，調整好自律神經的均衡讓精神狀態趨於穩定。

如同我剛剛提到高爾夫球場發球區的例子，人在過度緊張的狀態下會冒冷汗、手發抖或者腦筋一片空白。此時體內受到交感神經影響處於多巴胺失控的狀態。

觀察二〇二一年東京奧運選手們的樣子，可以發現常可看見運動選手在比賽前輕輕吐氣。

雖然也因為競技項目不同而有差別，先不論比賽中，比賽前他們會利用呼吸法讓自己從過度緊張的狀態回到適當緊張感的狀態。

血清素可以透過曬太陽光三十分鐘左右，或者節奏性活動身體的運動來增加分泌量。

從一定節奏這一點來看，用餐時細嚼慢嚥以及規律的呼吸也可看見相同的效果。

另外，分泌足量的血清素還可期待出現以下效果：

□早上神清氣爽地起床
□改善低血壓
□改善低體溫
□改善睡眠品質
□不會動不動煩躁不堪
□不會因為一點小事情沮喪
□食慾恢復正常
□變得很能耐痛
□變年輕

接下來要介紹的運動中的「抱球姿勢」（第一四六頁）也是促進血清素分泌的動作，當你感覺「心有點疲倦耶」時請務必做做看。

② 謹慎小心地深呼吸

我在第四九頁曾經提過，「深呼吸」不只是換氣量大而已，還要讓氧氣可以抵達肺臟深處的肺泡，讓氧氣可以送抵身體每個角落，這才能稱為深呼吸。用「深」來形容動作如果讓你感到不是很好理解，或許可以換句話說成**「謹慎小心地呼吸」**。

如果把「深」誤解為「呼吸量多」，就會變成把肺活量用到極限的「大呼吸量」。

這從自律神經的角度看起來是刺激交感神經的呼吸方法，所以會造成反效果。

放鬆肩膀力量，邊感受肚子的動作邊做出基本上用鼻子慢慢吸氣、用鼻子慢慢吐氣的呼吸，只是這樣就能做出足夠的深呼吸了。

Column

歇口氣，活下去

來到我診間的患者有百百種人。有嚴重肺病的患者，也有肺臟沒有異常但說著「我沒辦法呼吸」而來就診的人。

某天，有位青年預約了我的一般門診後來看診。

這位青年有繭居的傾向，他對我說「我怎樣都沒有辦法順暢呼吸，是不是身體哪裡有狀況？」

替他做了檢查之後也沒發現異常。

不僅如此，他可以騎幾十分鐘自行車到醫院來，我立刻就想「這應該不是呼吸器官的疾病」（但我之後才知道他有恐慌症沒辦法搭電車），但身為醫生基於非常想要減輕這位青年症狀的使命感，便和他一起做了第一三五頁介紹的基本（初級班）橫膈膜呼吸法。

青年：「吸，呼——————（數秒）」

我：「最後再用力吐一次，呼！」
青年：「呼！」「吸～（吸氣）」
我：「你做到了呢。」
青年：「是的，我做到了！」

也順便替他用血氧計測量當時血中氧氣飽和度，他98％而我96％……，他在此終於放下心，開心地又踩著他的自行車回家去了。

我沒做出什麼治療行為，也沒有開藥給他。只是創造了一個契機，讓那位青年回想起他以為自己做不到的「呼吸方法」，我回想起我也因為成功協助青年而鬆了一口氣。

有句名言說「活著就是呼吸」，我認為「歇口氣」也和活下去有所關連。

大家是不是也活得太過努力了呢？

當你感覺肩膀用力時，歇口氣，活下去吧。

第四章

實踐！立刻起身嘗試吧
調整自律神經的「呼吸肌運動」

「即使下決心時速度慢，也要迅速執行。」

by

約翰・德萊頓（John Dryden） 詩人、編劇

「只是這點小動作」帶來驚人效果！

終於要進入呼吸方法的實踐了！

一天呼吸次數超過兩萬次，多的人還可能接近三萬次。

如果把這全部轉變為正確的呼吸方法，到底會起多大的變化呢？

我接下來要介紹的呼吸以及身體的運動，全都是我的患者及身邊的人，更重要的是我本人實際上感受到效果的方法。

我的患者之中，快一點出現效果的大約兩週，大多都在一個月後非常開心地笑著對我報告：「我竟然連這種事情都能辦到了耶！」

我在此精選出「融入日常生活中，可以無意識辦到的呼吸法」以及「可以簡單養成每天習慣的運動」介紹給大家。

只要正確做到就能確實出現效果。

首先就從你自己認為「這我也有辦法在日常生活中辦到！」的動作開始做起吧。

準備篇　關鍵的「橫膈膜」做好準備了嗎？

開始運動之前，**請確認你的橫膈膜做好準備了沒。**

當你第一次確認發現不太容易動作時，請別著急，試著多做幾次直到抓到感覺為止吧（只需要多注意別重複太多次用力呼吸）。

當你抓到訣竅之後，接下來省略這個動作也沒問題，但呼吸令人意外地輕易就會亂掉，所以偶爾要回歸原點從這個確認動作開始做起。

只要你能做到正確呼吸，**吸氣時胸部和腹部會鼓脹，吐氣時雙方會同時凹陷。**首先從這件事開始確認起。

當你呼吸時，胸部和腹部的動作是否不一致……舉例來說，也請確認是否有吸氣時胸部鼓脹而腹部凹陷，或者胸部完全不動只有腹部鼓脹等等的現象。

這是沒有使用橫膈膜呼吸才會出現的現象，所以請先重新調整之後再開始運動吧。

確認腹部的動作

① 仰躺屈膝。

② 雙手貼在腹部兩側，慢慢用鼻子呼吸。

③ 只要吸氣時往左右鼓脹，吐氣時回到原位就 OK 了！

④ 雙手確實感受到鼓脹觸感後，就做好準備了。

吸氣時往左右鼓脹

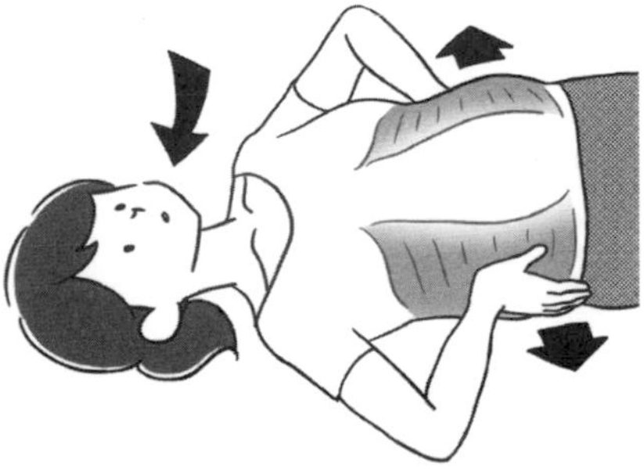

吐氣時回到原位

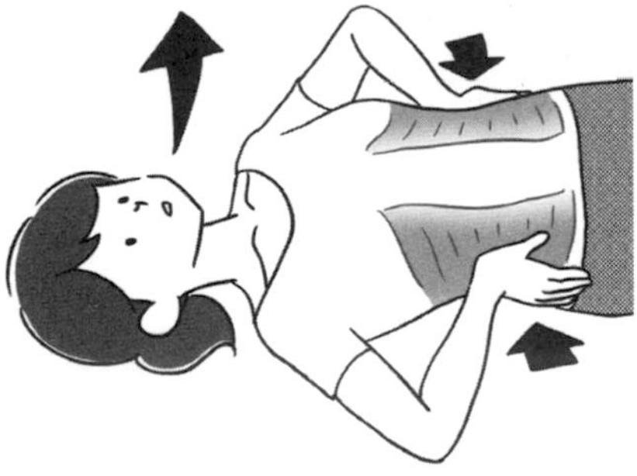

確認胸部的動作

① 仰躺屈膝。

② 雙手貼在胸口慢慢用鼻子呼吸。

③ 呼吸時只要胸口往斜上方（臉的方向）鼓脹就 OK 了 ！

吸氣時胸口會往斜上方抬起

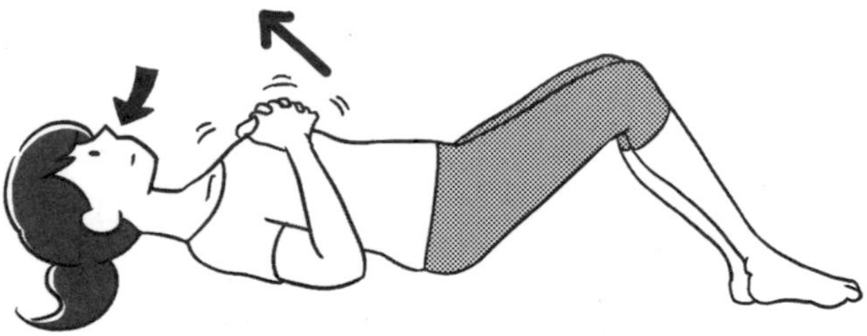

吐氣時會往肚子方向下降

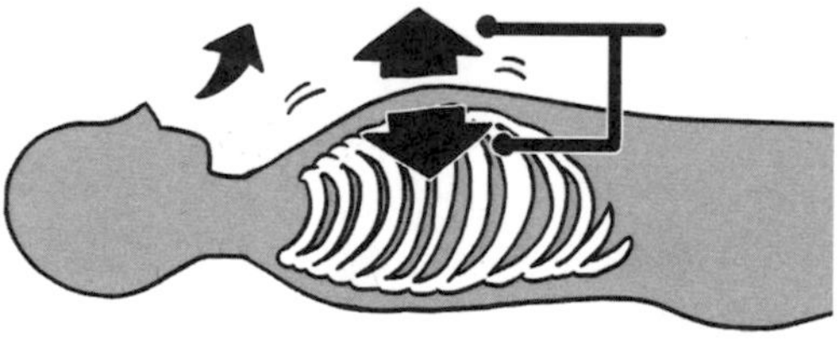

確認胸部和腹部的動作

① 仰躺屈膝。

② 一手放在胸口，一手放在肚子上，接著慢慢用鼻子呼吸。

③ 呼吸時，只要胸部和腹部有同時鼓脹、凹陷就 OK 了。

吸氣時：胸部與腹部同時鼓脹

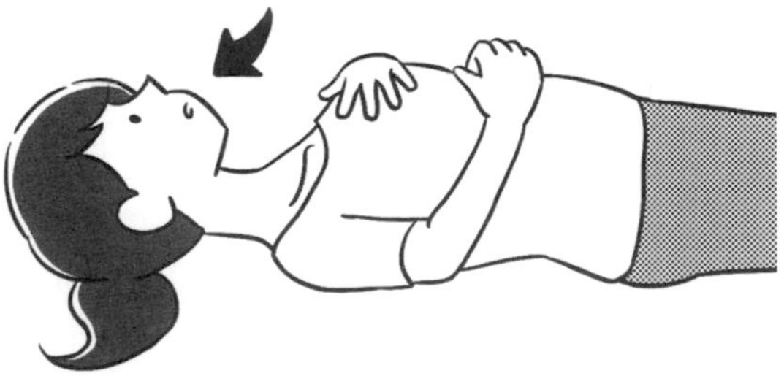

吐氣時：胸部與腹部同時凹陷

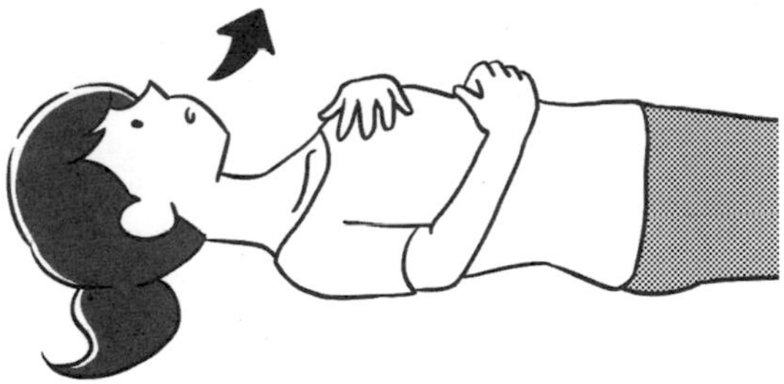

※ 胸部和腹部的動作不一致時，試著用以下的方法呼吸。
- 雙手分別貼著胸口和肚子，慢慢用鼻子或嘴巴吐氣，澈底吐乾淨。
- 意識著要讓胸部和腹部同時鼓脹，慢慢用鼻子吸氣。

「沒辦法做好……」、「好久沒這樣做了」時

做完以上三項確認之後，還是沒有辦法抓到橫膈膜呼吸訣竅的朋友，或者是久違想要重新開始橫膈膜呼吸法的朋友，請反覆進行接下來要在第一二九頁介紹的訓練直到抓到感覺為止。

利用寶特瓶「橫膈膜呼吸意象訓練」

①仰躺屈膝，在肚子附近擺一個裝水的 500mL 寶特瓶。

②把注意力集中在肚子的寶特瓶重量上面，邊鼓脹肚子邊用鼻子吸氣。

※此時要注意不可以抬下巴。

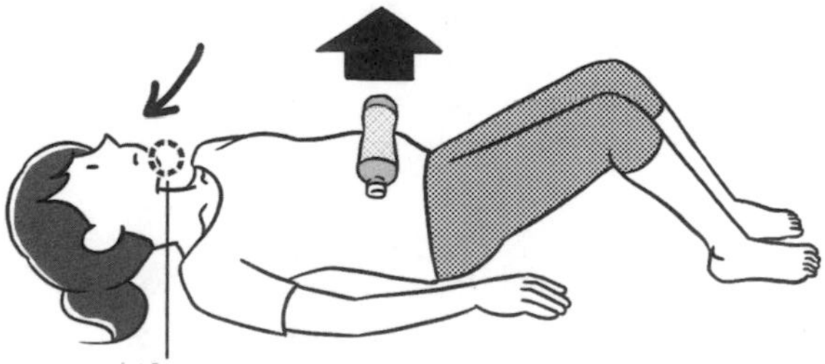

③吸飽氣到極限之後，接下來邊讓肚子凹陷，用嘴巴緩慢且漫長地吐氣。

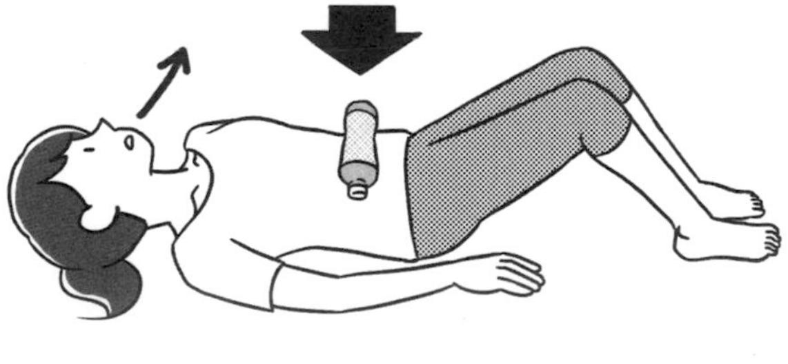

呼吸法 掌握橫膈膜呼吸吧！

在橫膈膜做好準備後，終於要開始運動了。

在此介紹的呼吸法，全都專注在「首先，先吐氣」上面。

意識著吸氣會讓交感神經處於優勢地位致使身體緊繃，會阻礙之後應該會在吐氣時工作的副交感神經，而我們只要把肺臟裡的空氣吐得一點也不剩，就能從自然進入體內的空氣中得到充分的氧氣。

剛開始當你澈底把空氣吐乾淨時可能會嗆咳，放鬆身體來進行吧。

另外，每次測秒數也很麻煩，而且重點在要能持續最重要，所以只有一開始邊用碼表邊在腦海中跟著計時，接下來只要照著這個數字來就好了。

首先從端正姿勢做起

這個姿勢是呼吸法的基本姿勢。

因為工作等長時間久坐時，很容易讓屁股往前，或變成前傾姿勢、駝背、翹腳等等的，不小心就亂了姿勢。

如果養出前傾姿勢的壞習慣，會讓胸廓變得狹窄，兩大呼吸肌中的肋間肌會變得僵硬。**前傾姿勢下的呼吸，比正確姿勢時的呼吸降低20％的作用，感覺也會影響到工作表現呢。**

當你長時間維持坐姿時，請如下頁的插圖一樣把手貼在胸部與腹部，三不五時確認一下自己身體軸心有沒有歪斜，位置是否極端錯位等等。

① 一手貼在胸部，一手貼在腹部，如果雙手在同一個垂直線上就是正確姿勢。

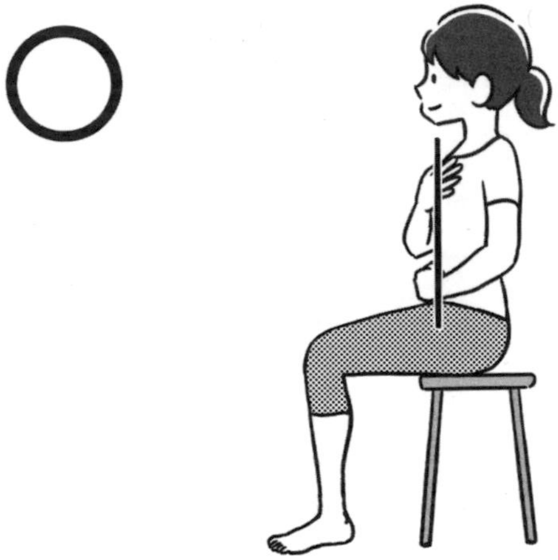

② 拱背或是靠在椅背淺淺坐在椅子上是N G姿勢！發現時要立刻糾正過來。

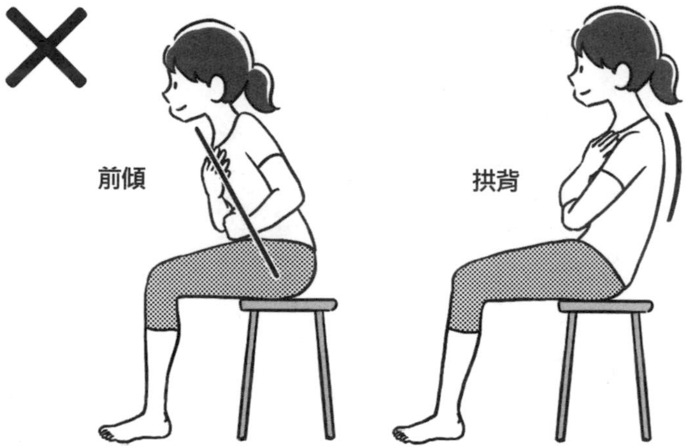

將肺部殘存的空氣煥然一新的「洩氣呼吸」——
用嘴巴吐氣，用鼻子吸氣，橫膈膜呼吸初級班

這個呼吸法的嘴型跟吹奏長笛等橫笛時相同，嘴巴會微微橫向擴展開，所以我都把這叫做「橫笛呼吸」，做出這個嘴形會比較容易吐氣。

即使平常安靜時呼吸會用寧靜的鼻呼吸，但偶爾也會遇到突然說很多話或緊張時會用胸腔呼吸。有時也會因為工作或交通移動中長時間無法活動身體，這種時候請回想起這個方法並做做看。

許多呼吸法都採用「用口呼氣，用鼻吸氣的呼吸」，藉由刺激橫膈膜讓副交感神經居於優勢，也有平靜心情的效果。當你感覺不安或緊張時，或在睡前做也不錯。將肺臟中的空氣煥然一新，除了能讓呼吸更加順暢之外，也能鎮靜神經讓你的心平靜下來。

另外，也很推薦支氣管氣喘症或咳嗽氣喘反覆發作的人這麼做。

洩氣呼吸

場景 每天

姿勢 坐姿（椅子、地板）

① 放鬆肩膀力量，做出可以放鬆的姿勢。

② 嘴巴微微朝橫向擴展，讓嘴唇稍微張開，花 10~15 秒慢慢吐氣。

③ 全部吐完後，最後再用力「呼」地吐一口氣。

用口吐氣

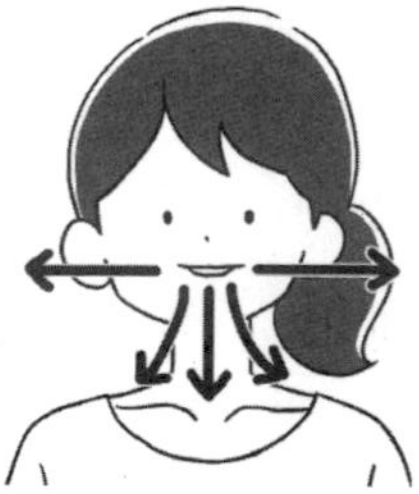

注意別嘟嘴，將嘴唇微微往兩側張開。

④ 花 5~6 秒的時間慢慢用鼻子吸入自然進入體內的空氣。

用鼻吐氣

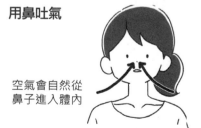

空氣會自然從鼻子進入體內

※重複①～④的動作，做4~5組。

鍛鍊呼吸機能的「加壓呼吸」——用鼻子吐氣、用鼻子吸氣，橫膈膜呼吸高級班

只要習慣這個運動之後，可以改善呼吸過度，自然而然做到能將氧氣運送到身體各個角落的呼吸。

十到十五分鐘做一次最為理想，但一開始請別規定自己，當你想重新整理心情或想讓身體煥然一新時，無事可做時（等紅綠燈、影印東西、泡澡中等等），決定好的時段（休息時間、如廁時、邊準備餐點邊做等等），請因應你的狀況面對自己的呼吸狀態。

我在等紅綠燈時總會用這個方法呼吸。

走路時和搭車時也相同，所以當前方車輛慢吞吞時我也會想著「謝謝你多給了我一段可以調整呼吸的時間！」

除此之外，在憤怒管理中認為，當心頭湧現怒火時只要忍耐六秒鐘，就可以避免說出傷害對方的話或做出暴力行為。

當你和誰吵架，或是感到憤怒時也請想起這個呼吸法，邊數六秒邊用鼻子「呼～～～～～～」地吐氣吧。憤怒指數真的會稍微下降一點，已經經過我親身證實了，我保證很有效果（笑）。

另外，不管「洩氣呼吸」或「加壓呼吸」，**只要是確實運用橫膈膜的呼吸就能消耗熱量——也就是有減肥效果**。

特別是吐氣、吐氣、吐乾淨後最後再用力吐一口氣後，肚子用力忍耐幾秒，這可以促使腹直肌和腹橫肌用力，比不得要領的腹肌運動效果還要好。

我保證腰圍也能在幾個月內減少三公分。

加壓呼吸

場景 每天想到時，運動之前

姿勢 仰躺、坐姿（椅子）、站姿

① 手貼在腹部，自然呼吸後閉上嘴巴，邊意識著腹部凹陷邊用鼻子慢慢吐氣（大約 5~7 秒）。

② 吐乾淨之後最後再用力「哼」聲吐一口氣。

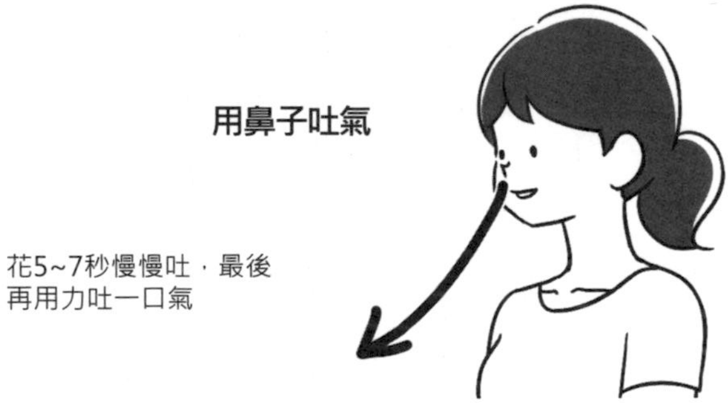
用鼻子吐氣
花5~7秒慢慢吐，最後
再用力吐一口氣

③ 花 5~6 秒時間慢慢用鼻子吸入自然進入體內的空氣（大多數的情況，與其說「吸氣」，倒不如說空氣自然進入體內）。

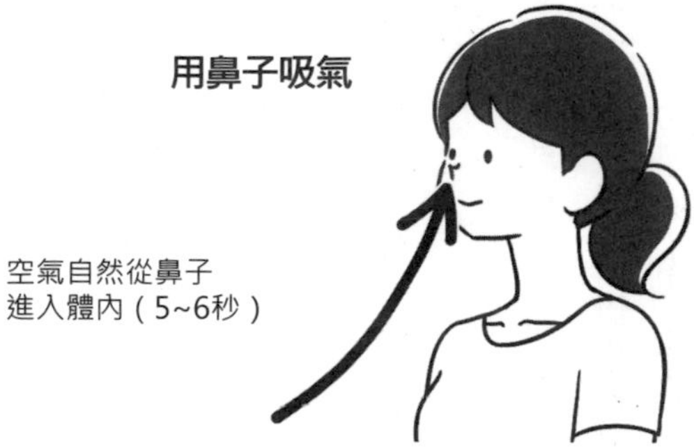

※重複①~③的動作，做4~5組。

正確深呼吸

那麼，本書剩下的篇幅也不多了，在此我想要再次複習，又深又好，**正確的深呼吸方法**。

雖是老調重彈，**呼吸正如字面上所示，先「呼＝吐氣」**，無論洩氣呼吸還是加壓呼吸，**最基本的就是要吐乾淨**。

第一次（剛開始吐氣的意思）突然要你吐氣可能會有點困難，與其說吐氣的時機，我建議為了可以有氣勢地用力吐氣，可以先輕輕吸點氣之後再開始吐。

重點有兩個，第一個是吐乾淨之後最後再用力吐一口氣，接著感覺腹部用力後忍耐幾秒鐘。

完全不需要意識吸氣，只要把空氣吐乾淨，就算自己沒想要吸氣，空氣也會擅自流入肺部，這就是你的深呼吸。

即使你吸入超過自然流入體內的空氣量，那也只會變成沒辦法吐乾淨的空氣，所以沒有意義。

這個深呼吸不需要專程找時間做。

總之請你試著在等紅綠燈、等電車、排隊結帳等等稍微「正在等待！」的時間做四、五組。

順帶一提，我某天計算了自己「正在等待！」時做的次數，竟然超過一百三十次呢。

正確的深呼吸

場景 「正在等待！」的時間
姿勢 站姿

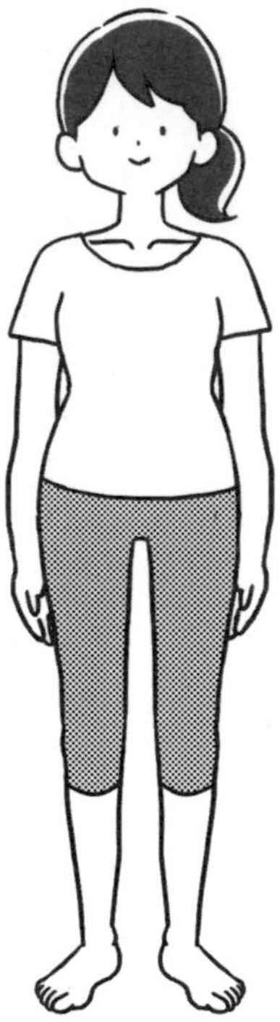

盡可能放鬆站著。

① 急吸一秒。

② 若用口呼氣 10 秒，若用鼻呼氣 5 秒。

③ 若用口就「呼」、若用鼻就「哼」的一聲再吐出最後一口氣，接著縮緊肚子幾秒鐘。

※就算不特別意識吸氣，空氣也會自然而然進入肺臟。

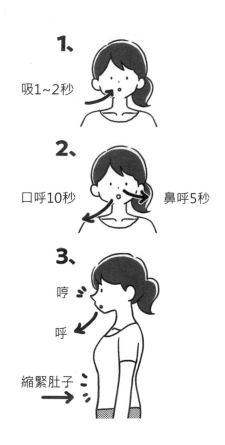

Column

右動左定

人體的外表及骨骼看起來幾乎是左右對稱，但剖開來看內臟，會發現體內收納內臟的狀態驚人地非對稱。

肺臟位於上半身的正中央，以氣管為中心分成左右兩邊，其實兩邊還各有小房間（稱作肺葉），右肺有三片肺葉，左肺有兩片肺葉。這是因為肺臟的位置其實稍微偏左邊。

橫膈膜的右側機能優於左側機能，右橫膈膜的正下方有大片的肝臟會往上頂，這讓橫膈膜得以維持圓拱型的形狀。

橫膈膜的動作也會影響髂腰肌等穩定軀幹的肌肉，所以我們重心容易朝左側偏移，而右側則是容易自由活動。

如此一想，也能理解需要轉彎或迴旋的運動，例如棒球、田徑跑賽道的項目、花式滑冰、自行車競賽、競艇、賽馬（雖然是馬）等運動皆往左側轉動（以左腳為軸心腳，活動右側）的原因了呢。

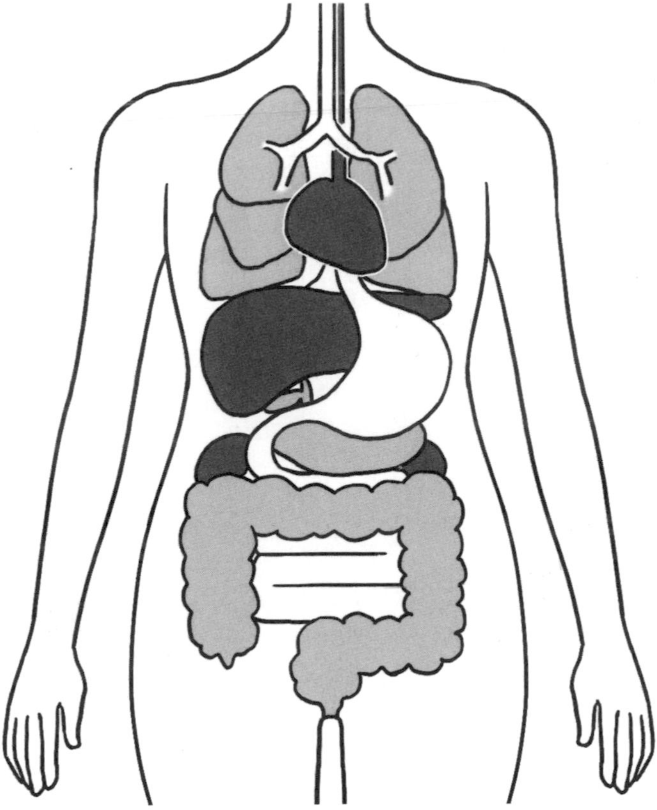

內臟位置非對稱

呼吸肌基礎伸展「抱球姿勢」

這個伸展運動可以促進橫膈膜運動，改善包含肩胛骨及周遭豎脊肌、斜方肌等肌肉在內的呼吸輔助肌肉的動作。

肩胛骨為了吸氣時不妨礙胸廓的動作，通常會往內側下方移動，但如果長時間坐在椅子上，會讓肩胛骨變得狹窄僵硬而沒辦法順暢地做出這個動作。

這個伸展運動也能刺激有鎮靜作用的血清素分泌，所以也能得到放鬆效果。

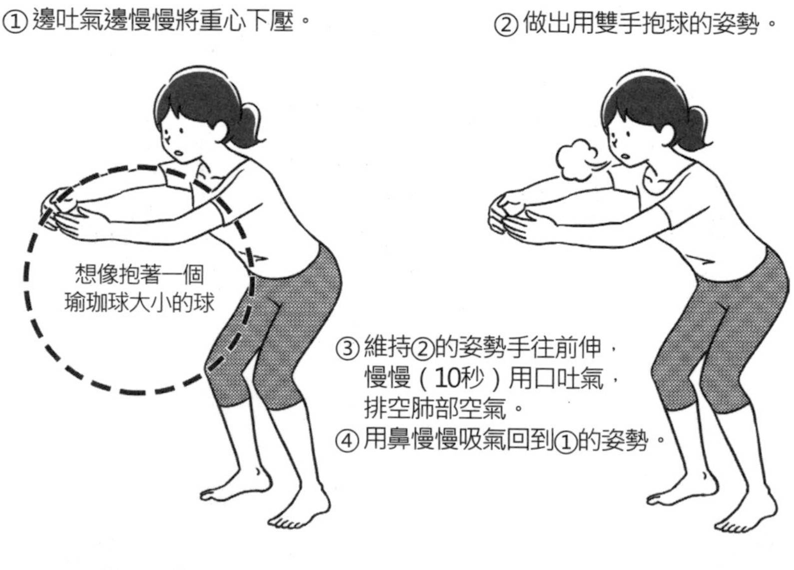

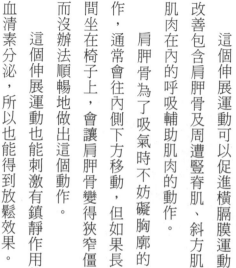

①邊吐氣邊慢慢將重心下壓。
②做出用雙手抱球的姿勢。
想像抱著一個
瑜珈球大小的球
③維持②的姿勢手往前伸，
慢慢（10秒）用口吐氣，
排空肺部空氣。
④用鼻慢慢吸氣回到①的姿勢。

① 雙腳打開站立，慢慢吐氣彎曲膝蓋，拱背，將重心下壓。
② 用雙手做出抱著一個大球（大概跟瑜珈球差不多大）的姿勢。
③ 維持這個姿勢把手往前伸，花 10 秒鐘用口慢慢吐氣，盡可能將肺中的空氣排空。
④ 用鼻慢慢吸氣回到一開始的姿勢。
⑤ 花 10 秒鐘邊用口慢慢吐氣，邊將上半身朝右方扭轉，接著慢慢吸氣回到初始姿勢。
⑥ 用相同呼吸方法朝左扭轉。

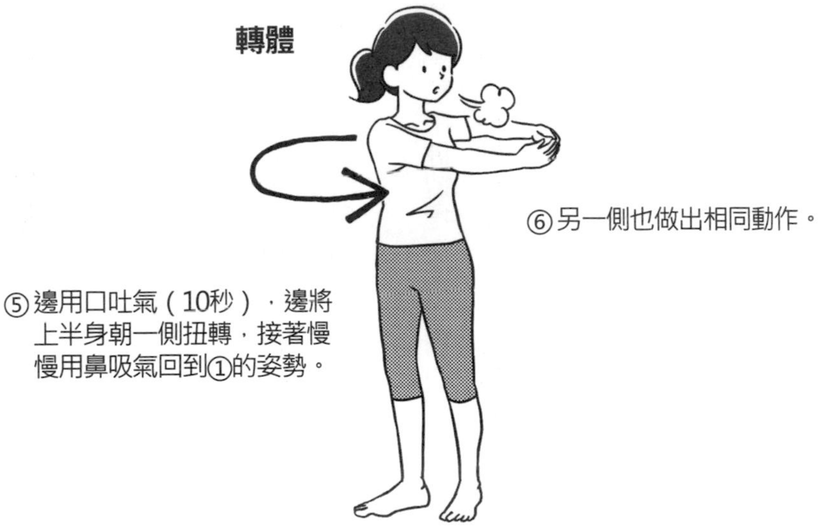
轉體
⑥另一側也做出相同動作。
⑤邊用口吐氣（10秒），邊將上半身朝一側扭轉，接著慢慢用鼻吸氣回到①的姿勢。

標的為胸廓的「鎖骨周遭肌肉伸展」

不需仰躺就能做，不占空間所以可以輕鬆融入生活。

放鬆肩胛骨周遭的肌肉增加可動範圍，就能讓胸廓容易往左右擴張讓呼吸更順暢，與之同時，也能有效消除駝背、肩頸痠痛及頭痛問題。

我有時會做與這動作類似但更加動感的「前田健體操」（大聯盟前田健太投手想出來的肩膀伸展運動），但這個動作得看地點做才行，要不然會嚇到別人。

① 雙手貼在鎖骨上，放鬆手臂力量。

② 以貼在鎖骨上的手為起點，兩手肘往側邊上抬，朝外側大幅度轉圈 1~2 圈。

※反方向（由外側朝內側）也做相同動作。

1、雙手貼在鎖骨上

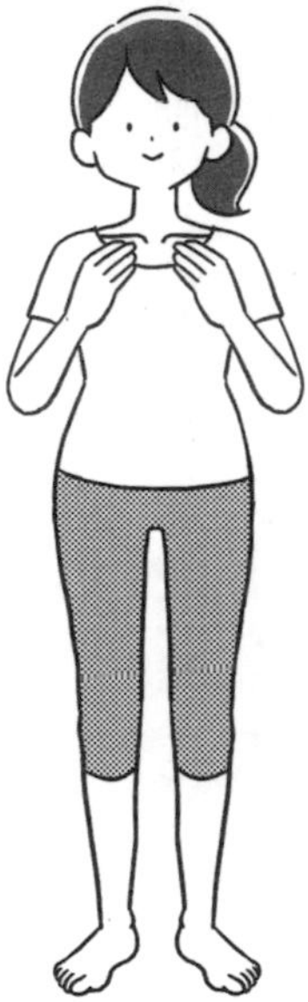

2、手肘往外側轉圈

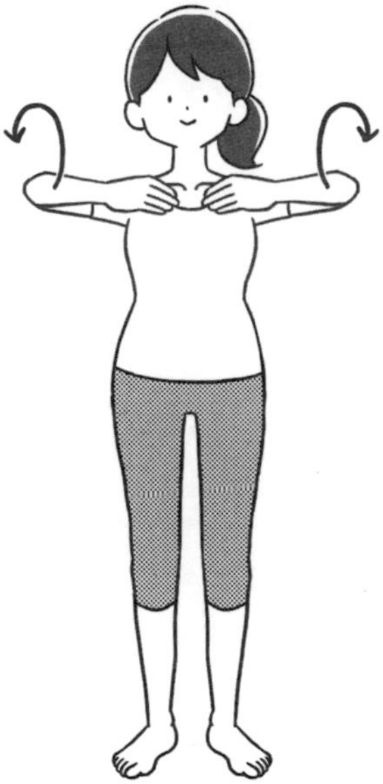

朝外側大幅度轉1~2圈
反方向也轉1~2圈

早上起床時就能直接做「懶人胸廓伸展」

不需要想著「得做伸展運動才行」還特地把瑜珈墊拿出來，這是當你早晨醒來離開床舖前立刻就能做的動作。前一晚先把浴巾捲好放在一旁就很方便了。

這可以幫助胸廓擴張，也能放鬆肩膀周遭肌肉，能夠有效緩解肩頸痠痛。這是練出腰線的減肥運動菜單裡也絕對會包含的伸展動作，所以也能期待有這個效果呢。

① 側躺把手往前伸，手掌合十。

② 上方那隻手一百八十度往另一側張開，臉也要跟著手一起動，盡可能別讓腰部上浮。

（有腰痛症狀的朋友請斟酌自己的狀況來做）

③ 重複② 10 次之後，換另一側做相同動作。

1、

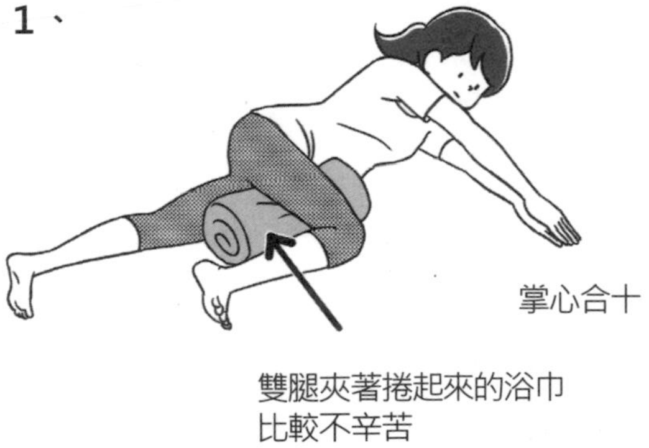
掌心合十
雙腿夾著捲起來的浴巾
比較不辛苦

2、

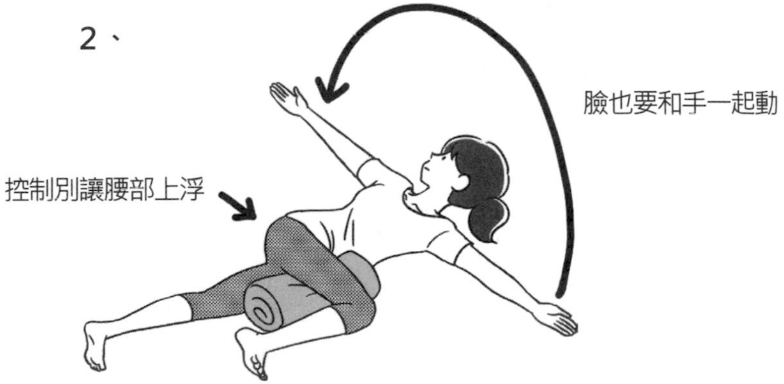
臉也要和手一起動
控制別讓腰部上浮

Column

「聽自己呼吸聲的效果」

現在受到關注的「正念」理論，是把意識專注在「現在」上面，有活化大腦，不易累積壓力，提升工作表現等效果。

正念冥想法中有「呼吸冥想」以及「側耳傾聽聲音冥想」等方法。

如果呼吸發生異常，你呼吸時的聲音會大到連身邊的人都會聽到。

但如果能好好做到使用鼻子的橫膈膜呼吸，能夠順利做到寧靜呼吸後，一開始會只有近在身邊的人聽到，接著只有自己能聽到，接下來可能連自己也聽不到，最後就能抵達自己有沒有在呼吸也不清楚的境界。

或許相當難以抵達那個境界，但只要你繼續鑽研寧靜呼吸下去，或許就能達成了。

使用冥想等等的方法，邊傾聽自己的呼吸聲邊做運動或許也不錯呢。

結語

Alpha（α）、Beta（β）、Delta（δ）以及 Omicron（ο），過去有誰能預想到，我們有天會迎接日常使用這些希臘字母的日子到來呢。

除此之外，對我們呼吸胸腔專科醫師來說，間質性肺炎、血氧計、人工呼吸器等用語在日常生活中交錯，眾人如此關注「呼吸道器官」的現象，可說是前所未聞。

透過電視螢幕看見 COVID-19 治療現場的畫面後，我想應該有許多人對於突然辦不到平常毫無困難做到的呼吸感到恐懼吧。

「希望因為平常確實鍛鍊呼吸肌，即使遇到緊急狀況時也可以不需依賴氧氣機」——這就是我撰寫本書的最大理由。

被迫與新冠疫情共處超過兩年，也大規模改變了我們的生活習慣。不僅得戴口罩生活還限制行動，必然性地造成運動不足。即使是平常健康的人，理所當然也會出現身體不適。

COVID-19的罪惡，應該是不只在肉體層面，也在精神層面危害我們這點。

在這樣的生活中，**守護自己身心的最佳辦法就是調整好自律神經！**

在充滿壓力的社會中，調整自律神經的重要性受到重視，溫暖身體的飲食、調整腸內環境的生活習慣等等，有非常多的方法被介紹給大家。

只不過，在這之中**最簡單且能期待有速效性的，就是本書所介紹的「正確呼吸」**。

本書曾經提過，**自律神經基本上沒有辦法靠自己的意志控制，但唯一可以透過呼吸來調整**。

「正確呼吸」的主角橫膈膜，雖然與許多器官鄰接卻可以靠自己的意志控制，是相當特別的肌肉。橫膈膜上有許多自律神經也是它的特徵之一。

利用橫膈膜呼吸來刺激自律神經，打開副交感神經開關放鬆身心吧。

最後，從企劃階段就時常給我相當精準的建議，Asa 出版編輯部的小川彩子編輯，引領我執筆寫作的撰稿人金原聖子小姐，總是全心全意輔佐我的，山王醫院公關負責人山本悅子小姐，以及在工作繁忙中還特地替我寫推薦文的女演員中村杏小姐，請讓我在此向諸位獻上誠摯感謝。

接著，請讓我向在與世紀難題對峙的這個時期，購買本書的所有讀者致上衷心感謝。

黑夜終會迎接黎明。

那麼，就讓我們做好準備迎接從 COVID-19 解脫的那一天吧。

「吸氣一秒鐘，吐氣十秒鐘，最後再用力吐一口氣！」

我的腦海中已經浮現你鬆了一口氣的表情了。

高寶書版集團
gobooks.com.tw

HD 151

90% 的不舒服，呼吸就能解決：
拯救退化的肺功能！改善痠痛疲勞、睡眠障礙、情緒壓力，找回健康根本
不調の 9 割は「呼吸」と「姿勢」でよくなる！専門医が教える自律神経が整う「呼吸筋トレ」

作　　者　奥仲哲弥
譯　　者　林于楟
責任編輯　吳珮旻
封面設計　林政嘉
內頁排版　賴姵均
企　　劃　鍾惠鈞
版　　權　劉昱昕

發 行 人　朱凱蕾
出　　版　英屬維京群島商高寶國際有限公司台灣分公司
　　　　　Global Group Holdings, Ltd.
地　　址　台北市內湖區洲子街 88 號 3 樓
網　　址　gobooks.com.tw
電　　話　(02) 27992788
電　　郵　readers@gobooks.com.tw（讀者服務部）
傳　　真　出版部（02）27990909　行銷部（02）27993088
郵政劃撥　19394552
戶　　名　英屬維京群島商高寶國際有限公司台灣分公司
發　　行　英屬維京群島商高寶國際有限公司台灣分公司
初版日期　2024 年 02 月

國家圖書館出版品預行編目（CIP）資料

90% 的不舒服，呼吸就能解決：拯救退化的肺功能！改善痠痛疲勞、睡眠障礙、情緒壓力，找回健康根本 / 奥仲哲弥著；林于楟譯. -- 初版. -- 臺北市：英屬維京群島商高寶國際有限公司臺灣分公司, 2024.02
　面；　公分.--（HD 151）

譯自：不調の 9 割は「呼吸」と「姿勢」でよくなる！：専門医が教える自律神経が整う「呼吸筋トレ」

ISBN 978-986-506-910-0（平裝）

1.CST: 呼吸法　2.CST: 健康法　3.CST: 自主神經

411.12　　113000768